认识疼痛 缓解疼痛

主　审　詹正洁　杜亚明

主　编　许开波　刘怀清　李海波

副主编　张世焱　李　刚　徐长友　刘

编委会（以姓氏笔画为序）

王　茂	王军胜	王雪梅	文　洪	邓　松	卢劲辉
刘　丽	刘　念	刘　奎	刘怀清	许开波	严天娇
李　刚	李海波	杨　韧	杨　晓	张世焱	周　洁
郑函尹	侯　勤	施　雯	秦　燕	徐长友	郭　凯
唐　珂	陶　金	黄　洪	韩孟芳	谢　洪	谭　可
穆小龙					

人民卫生出版社

·北 京·

图书在版编目（CIP）数据

认识疼痛　缓解疼痛 / 许开波，刘怀清，李海波主编 .—北京：人民卫生出版社，2023.12

ISBN 978-7-117-35690-9

Ⅰ.①认… Ⅱ.①许… ②刘… ③李… Ⅲ.①疼痛—治疗 Ⅳ.①R441.1

中国国家版本馆CIP数据核字(2023)第239988号

人卫智网	www.ipmph.com	医学教育、学术、考试、健康，购书智慧智能综合服务平台
人卫官网	www.pmph.com	人卫官方资讯发布平台

认识疼痛　缓解疼痛

Renshi Tengtong Huanjie Tengtong

主　　编：许开波　刘怀清　李海波
出版发行：人民卫生出版社（中继线 010-59780011）
地　　址：北京市朝阳区潘家园南里 19 号
邮　　编：100021
E - mail：pmph @ pmph.com
购书热线：010-59787592　010-59787584　010-65264830
印　　刷：北京盛通印刷股份有限公司
经　　销：新华书店
开　　本：710×1000　1/16　　印张：12
字　　数：150 千字
版　　次：2023 年 12 月第 1 版
印　　次：2024 年 1 月第 1 次印刷
标准书号：ISBN 978-7-117-35690-9
定　　价：55.00 元

打击盗版举报电话：010-59787491　E-mail：WQ @ pmph.com
质量问题联系电话：010-59787234　E-mail：zhiliang @ pmph.com
数字融合服务电话：4001118166　E-mail：zengzhi @ pmph.com

随着社会和科技的发展，人民的生活水平不断提高，大家对生活质量的要求越来越高，对健康相关问题越来越重视。党的二十大报告指出，到二〇三五年，我国发展的总体目标之一是建成健康中国。习近平总书记提出"没有全民健康，就没有全面小康"，把普及健康生活、优化健康服务、完善健康保障建设健康环境放在优先发展的战略地位。目前，我国处于城乡一体化发展的时代，不少老百姓还缺少科学防病治病行为。对医学知识的需求也越来越迫切，然而在防病治病方面却面临着新的宣传教育问题。所以有必要加强对老百姓常见疼痛性疾病防治知识的宣传、教育和指导，是一项重要的健康工程。

事实上，老百姓对疼痛性疾病防治知识知晓率很低，已成为重要的健康问题之一，也是如何应对和遏制疼痛性疾病发生上升趋势的一种严峻挑战。

其实，许多常见疼痛性疾病，只要自己懂得一定的医疗常识，完全可以做自己的医生，掌控自己的健康，做身体的主人。

目前，针对常见疼痛性疾病防治方面的科普书籍较少。因此，编写一本适合城乡老百姓阅读的科普书籍，有利于提升人们对常见疼痛性疾病防治的自我管理能力。

此书对于城乡老百姓来讲是一本很实用的科普书，是以为序。

中国科学院院士、国医大师
2023 年 8 月

　　党的二十大工作报告上明确指出，到二〇三五年，我国发展的总体目标之一是建成健康中国。《"健康中国2030"规划纲要》把全民健康放在优先发展的战略地位。针对广大群众"卫生知识了解不多，防病治病意识不强"问题，通过一本通俗易懂的科普书，让老百姓懂得一些防病知识，提高防病的能力，老百姓群众生活质量提高，为推进特色社会主义建设具有重要意义。

　　本书收集了近40个疼痛相关病症，涉及内、外、妇、五官、传染、急救等领域。从具体部位入手，重点介绍围绕疼痛相关病症的识别、中西医居家简易治疗、医院内治疗、物理与心理康复和预防方法，较全方位、多角度普及疼痛性疾病知识，做到易于读懂、易于理解、易于掌握，达到能帮助城乡老百姓防病治病和了解如何就医，起到一定指导作用，从而提高老百姓的健康水平。

　　常见疼痛相关疾病只要能早期发现，选择适宜的治疗方案，坚持遵医用药和锻炼，绝大多数人是可以明显缓解疼痛的。大力宣传普及疼痛相关疾病的防治知识，加强患者自我保健，自觉配合医院诊断、治疗，尽量减少和延缓因疼痛相关疾病导致的功能障碍和致残率，是每位临床医师应恪守的重要责任和职业道德。为了减少老百姓对疼痛及其治疗普遍存在的错误观点和理解误区，深感有必要推广普及常见疼痛相关疾病防护知识，编写一本相关的科普图书。为此我们组织有关专家，结合多年的临床经验、病例积累和扎实的理论知识，参考大量文献，采用问答形式精心编写本书。通过通俗易懂的语言文字，图文并茂，帮助老百姓提高自我防护意识，了解、掌握常见疼痛相关疾病的发生原因、防治知识及除痛技能，提升生活幸福指数，旨在推出适合百姓人群有关常见疼痛性疾病防治的科普书籍,能真正惠及全社会的老百姓。书中章节涉及方药运用时,请在执业中医师指导下合理安全用药。本书便于携带及阅读,具有可读性,适用性强,会受到老百姓欢迎,相信本书会成为疼痛性疾病患者的良师益友。

在本书的编写过程中,得到中国科学院院士陈可冀教授的关怀和指导,并作序;获得陆军军医大学、重庆医科大学、重庆东华医院(重庆特钢集团职工医院)、重庆市万盛人民医院的关心、支持;还得到黄黛容骥和杨正超老师的支持和付出,是他们感人的鼓舞和支持,使本书得以面世。本书在编写时参阅引用了国内外一些专著和文章以及许多同仁的新技术、新成果,使本书的内容更加充实和完善,在出版之际,特铭谢忱!

由于疼痛性疾病防治的深入研究,新的理论和技术不断涌现,加之疼痛性疾病的诊疗还存在着较多难点和争议。囿于我们学识水平有限,加之编者时间仓促,如有不妥和疏漏之处,祈求读者予以不吝赐教,批评指正。

许开波　刘怀清　李海波

2023 年 8 月

目　录

一、体表疼痛与脏器疾病对应

生活中很多人都曾有过头痛、胸痛、腹痛、腿痛等症状。内脏器官在发生病变时，还会造成一些部位牵涉性或放射性疼痛。对于这种疼痛，千万不要麻痹大意，要科学认识疼痛，一些疼痛的出现是给身体以警示，有可能是重病的信号。尤其是当身体某处出现剧烈疼痛时，应尽快到医院就诊，及时治疗，避免身体受到更大的伤害。

故要正确认识疼痛的风险和危害，要及时接受规范的镇痛治疗，不要片面地认为"疼痛忍一忍就能过去"或"自己去服止痛药"。其实有的疼痛久拖不治，会由急性疼痛转为慢性疼痛，降低了治愈概率；有的患者盲目服用止痛药，容易掩盖症状，延误病情，从而发生严重后果；有的患者担心止痛药成瘾，而实际上遵医嘱正确用药，是可以避免药物的依赖。疼痛如不及时治疗，容易造成睡眠障碍、焦虑、抑郁，严重影响身心健康。每一个人尽可能要学会认识疼痛，尽可能避免"疼痛诊治误区"，因为这是一个严重的健康问题。

1. 剧烈头痛

患有高血压、高血脂的人，如果突然出现剧烈头疼，伴眩晕、恶心、呕吐等症状，要警惕"亚急性脑梗"的发生。

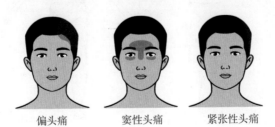

偏头痛　　　窦性头痛　　　紧张性头痛

头痛

2．颈部疼痛

颈部疼痛多是颈椎出现退行性改变，引发颈、肩部肌肉僵硬，痉挛及活动受限。也可能是患上了甲状腺疾病。

3．肩背部疼痛

在排除肩关节周围炎外，应警惕是心脏、肝、肺、胆囊疾病等造成的肩背部疼痛。

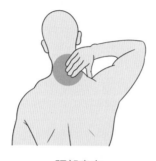

颈部疼痛

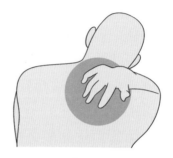

肩背部疼痛

4．胸痛

（1）心脏：突发胸痛，痛感还扩散到颈部、左侧上下臂、肩胛骨，严重者还可伴有濒死感。可能是心绞痛或心肌梗死。

（2）肺部：如果胸口隐隐作痛，伴咳嗽、呼吸困难，可能是肺脏出现问题。

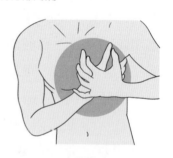

突发胸痛

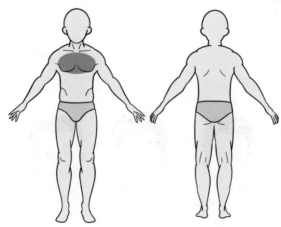

肺部疼痛

5. 腹痛

腹部内有胃、肝脏、胆囊、胰腺、肠管等器官。如果上腹部突然疼痛，可能是胃溃疡、急性胆囊炎、急性胰腺炎等。

（1）肾脏：肾脏出现问题时，会感觉肋骨下深切疼痛，有的还扩展到腿部，背痛一般只会感觉是肌肉疼痛。

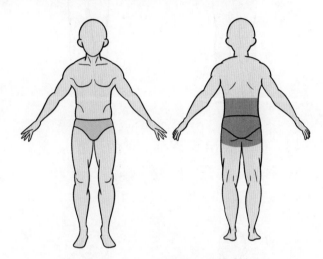

肾脏疼痛

（2）小肠：肚脐周围很痛，可能是小肠出现问题。

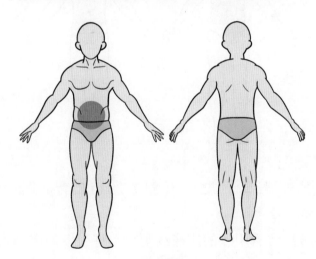

小肠疼痛

（3）大肠：大肠病变时，多数会出现右下腹疼痛，还会引发便秘。

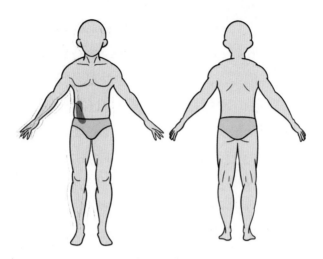

大肠疼痛

（4）阑尾：右下腹出现疼痛，有的还扩展到胃部、右腿；还伴有恶心、呕吐、发热、便秘、腹泻等症状，可能是发生阑尾炎。

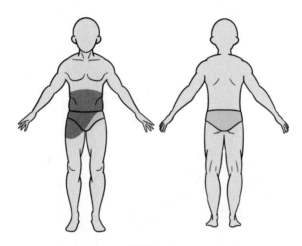

阑尾疼痛

（5）胃部：胃出现问题时，中腹部会疼痛，背部胸椎中下位置会感到疼痛。

注意：胃、食管引发的疼痛经常与心脏引发的疼痛相混淆。

（6）胆囊和肝脏：肝脏和胆囊出问题时，会出现右上腹疼痛，背部、右肩膀也会有疼痛。有的还会出现黄疸、反酸等症状。

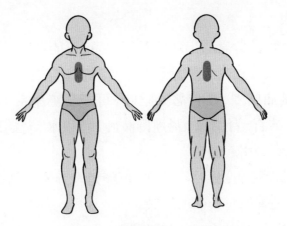

胃部疼痛

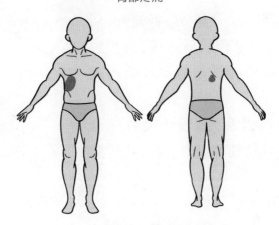

胆囊和肝脏疼痛

（7）胰腺：胰腺出问题时，上腹部中部会疼痛，还会引发胃痛。注意：饭后、躺下后疼痛加剧，很可能就是胰腺病变。

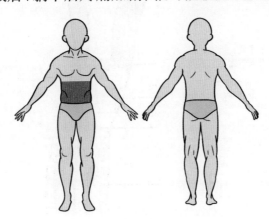

胰腺疼痛

6. 腰痛

弯腰负重及劳累后出现的腰部疼痛，可能是腰肌筋膜炎或腰椎间盘突出及终板炎等所导致。

如果腰痛剧烈，还伴恶心呕吐，可能是泌尿系统疾病，如肾盂肾炎、肾结石、肾结核、肾周围脓肿、肾积水、肾癌以及前列腺炎、前列腺癌等引起的。

女性患者腰痛，伴月经异常，可能是宫颈癌、子宫后倾、慢性附件炎、痛经等妇科疾病所导致。

还有消化系统疾病，如消化性溃疡、胰腺癌、肝癌、直肠癌、胆囊炎、后位阑尾炎等，以及腹膜后疾病，如腹膜后脓肿、腹膜后纤维瘤等都可能出现腰痛。

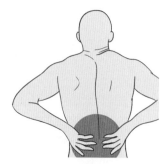

腰背痛

另外精神因素，如慢性疲劳综合征、抑郁症、代偿性神经官能症，也可能感觉腰痛。

7. 膝关节

膝部不同位置出现的疼痛代表的是不同的疾病。膝关节的疼痛大部分是因为使用强度过大所引起。

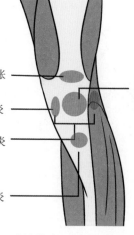

上方疼痛：
股四头肌腱止点炎或肿胀

后方疼痛：
Baker囊肿或关节炎

内侧或外侧疼痛：
内、外侧半月板或副韧带撕裂或关节炎

下方疼痛：
胫骨节骨骺炎，髌腱炎或髌腱下滑囊炎

前方疼痛：
髌骨软化，髌骨半脱位，髌前滑囊炎或关节炎

膝关节痛

8. 跟痛症

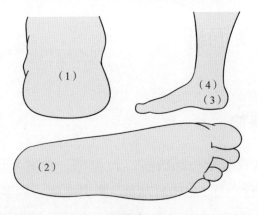

跟痛症

（1）此处的疼痛为跟腱炎或滑囊炎，多与慢性运动损伤有关。如有明显凸起，是跟腱实质的炎症导致跟腱增粗变硬，严重者会出现跟腱的自发断裂。

（2）此处的深部疼痛为足跟垫萎缩或跟骨长骨刺。

（3）长时间行走或骨质疏松者易导致跟骨疲劳性骨折。

（4）平足或跑马拉松者易发踝管综合征，出现麻木、放射痛。

（张世焱）

二、头面部

（一） 偏头痛

头痛表现在整个头部的前、后、侧部。常见为胀痛、闷痛、搏动样痛、针刺样疼痛、电击样疼痛、撕裂样痛。程度有轻有重，疼痛的时间有长有短。引起头痛的原因，包括颅内感染、肿瘤、外伤、出血及系统性疾病等。头痛会影响到日常的工作和生活，应尽早去就诊治疗。

1.什么是头痛

头痛是临床常见的症状，一般指局限于头颅上半部，包括眉弓、耳轮上缘和枕外隆突连线以上部位的疼痛。主要由于头部、颈部结构内的痛觉感受器官受到牵拉、炎症、血管痉挛扩张等刺激，经痛觉传导通路传导到达大脑皮质而引起。

头痛分为原发性和继发性两类。原发性头痛指通过各种检查，找不到具体病因，包括：偏头痛、丛集性头痛、紧张性头痛等。继发性头痛指因某些具体的疾病而诱发，包括：各种颅内病变、头面部疾病以及全身性疾病等，如脑血管疾病的脑出血、颅内感染、脑肿瘤、青光眼、鼻窦炎，颈椎病、感冒、高血压等引起的头痛，其中偏头痛最为常见。

2.什么是偏头痛

偏头痛是临床常见的一种原发性头痛，是一种找不到具体病因，完善相关检查结果均正常的头痛。主要表现为中重度、搏动样头痛，反复发作，多为单侧，同时常伴恶心、呕吐、畏光和畏声等症状，所以声、光刺激或日常活动均可加重头痛，在安静环境休息则可以缓解头痛。偏头痛是一种常见的慢性神经血管性疾病，一般持续4～72小时。女性多见，患病率为5%～10%。

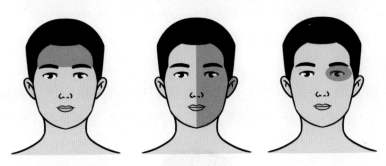

偏头痛

3. 偏头痛有哪些诱发因素

60%左右的偏头痛患者有家族遗传现象。多在青春期发病，月经期容易诱发，妊娠期或停经后发作减少或停止。可因为劳累、焦虑、睡眠不佳、情绪紧张、应激、强光灯环境因素诱发头痛。也可因食用含亚硝酸盐的肉类及腌制食品、含苯乙胺的巧克力、含谷氨酸钠的食物添加剂及葡萄酒，还有口服避孕药、血管扩张剂的药物如缓解心绞痛的硝酸甘油、钙通道阻滞剂降压药而诱发。

4. 偏头痛有哪些症状

根据偏头痛发作时的表现可分为前驱期、先兆期、头痛期和恢复期，但并非所有患者均有典型的头痛4期，不同时期的症状可能会有重叠，也有部分患者仅存在部分分期，如仅有先兆症状而无头痛。

前驱期：在头痛发作前数小时或数天出现，最常见的诱因是情绪紧张、劳累、睡眠障碍，患者可出现内心焦虑不安、喜欢睡觉、颈部发胀不适。

先兆期：于头痛前数十分钟发生的视觉先兆和躯体感觉异常。视觉先兆表现为一侧闪光、暗点或看不清或视物变形等；躯体感觉异常是第二位常见的先兆类型，表现为一侧肢体、面或舌的麻木感及针刺感。我国14%的偏头痛患者存在先兆，通常持续5～60分钟。

头痛期：主要表现为单侧搏动性疼痛，也可出现双侧或全头部疼痛。部分患者还会出现头晕、注意力不集中、记忆力减退、食欲降低、恶心、呕吐等现象，77%的患者在偏头痛发作时可合并颈痛。

恢复期：头痛持续4～72小时缓解后，可出现疲乏、嗜睡、注意力差、畏光、易怒、恶心等症状，可持续至头痛停止后12小时。

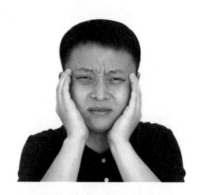

偏头痛的表现

5.偏头痛的治疗有哪些

治疗目的是减轻或终止头痛发作，缓解伴随症状，预防头痛复发。它包括药物治疗和非药物治疗（自我疗法、中医治疗）两个方面。

（1）药物治疗：如果想迅速缓解急性发作的偏头痛，最有效的方法其实还是止痛药，但服用止痛药一定要遵循医嘱，不能随意乱服，建议咨询头痛专科医生。

治疗偏头痛药物主要有：苯甲酸利扎曲普坦片（欧立停）为治疗偏头痛特性药物，头痛发作30分钟内口服可很快起效。还有解热镇痛药，如阿司匹林、布洛芬、萘普生或双氯芬酸、安替比林或托芬那酸等。

（2）自我疗法：主要是通过患者的教育和生活方式调整，这是防治偏头痛的基石。避免镇痛药物的过度使用及药物依赖。

偏头痛与精神状态有很大关系，若长期压力过大、精神高度紧张易诱发或加重病情，患者需及时调节情绪及精神状态，避免情绪紧张、焦虑抑郁等。若遇不能解决的困难，需要多与身边人沟通交流，必要时在医生指导下，适当服用缓解头痛的药物，以减轻偏头痛的症状。

因此，偏头痛患者生活中切勿劳累过度，要保持愉快的心境，养成良好睡眠习惯。要按时入睡起床，生活作息有规律可循。平时多锻炼身体，打太极、体操、气功等运动都是比较适合的。有条件可以去学习瑜伽，尤其是瑜伽的呼吸方式，有助于调养心肺功能，缓解压力，开扩心胸。

可以采用中医小妙招来缓解疼痛：

（1）根据患者的证型来选择取穴进行针灸治疗，通过针灸风池、风府、合谷、列缺、百会、四神聪、太阳、印堂等穴位。每天1～2次，每次30分钟。10天为1个疗程。

另外松解按摩颈椎后侧，尤其是枕骨下的紧张肌肉，改善椎动脉供血，偏头痛也会缓解或消除。

（2）艾灸拔罐法：选取大椎、神道、肩井等穴，先用艾条温灸10～15分钟，以局部皮肤红晕为度，后拔罐，留罐15分钟，每日1次，10次为1个疗程。大椎穴属于督脉，是常用的保健要穴，具有解表清热、疏风散寒、行气止痛的作用。肩井穴位于大椎穴与肩峰连线中点的肩顶，具有疏风清热、益气通络的作用。经前期头痛针刺头维穴，再用三棱针点刺出血。用脑过度所致肾虚冲气上逆引起的头痛，可用拇指指腹用力按压肓俞穴。太阳疼痛针刺束骨。阳明头痛针刺中脘。少阳头痛针刺侠溪。厥阴头痛针刺太冲。

（3）按摩

1）揉太阳穴：每天清晨醒来后和晚上临睡以前，用双手中指转圈按揉太阳穴，先顺揉8～10圈，再逆揉8～10圈，反复几次，连续数日，偏头痛可大为减轻。

2）将双手的各个指尖放在头部最痛的地方，像梳头那样进行轻度的快速梳摩，每次梳摩重复100次，每天早、中、晚各做1遍，能缓解头痛。

（4）药膳

1）枸杞炖猪脑

材料：猪脑1只，山药、枸杞各30克，黄酒、盐、鸡精各适量。

用法：猪脑撕去筋膜；山药、枸杞分别洗净，山药去皮，切块，与猪脑同放入锅里，加适量清水，炖两小时后，加入适量黄酒、盐、鸡精，再炖10分钟即可。

具有健脾益胃、益肾补脑功效，适宜头晕头痛、神经衰弱、偏头痛者食用。

2）疏肝止痛粥

材料：香附9克，玫瑰花3克，白芷6克，粳米100克，白糖适量。

用法：粳米洗净，浸泡半小时。将香附、白芷水煎取汁，再将粳米加入药汁中，再加入适量清水，煮至水沸，将漂洗干净的玫瑰花倒入粥中，用文火慢熬10分钟关火，加入适量白糖调味即可。早晚各1次。

具有疏肝解郁、理气止痛功效，能防治偏头痛，经常服用能明显减少偏头痛的发作次数。

3）红花糯米粥

材料：红花、桃仁各10克，糯米100克，红糖适量。

用法：将红花、桃仁洗净；糯米洗净，浸泡半小时。红花放入净锅中，加适量清水煎煮30分钟。再往锅中加入糯米和桃仁，煮成粥，加适量红糖即可。

具有活血化瘀、理气止痛功效，适用于气血瘀滞、血行不畅引起的偏头痛。

（5）无创或有创神经调控、生物行为疗法等。

神经调控是通过用电流或磁场刺激中枢或周围神经以缓解头痛，可单独或与药物同时用于急性期或预防性治疗。

生物行为疗法主要包括认知行为疗法、生物反馈（通过描记、加工、反馈躯体信息给患者，让患者能够有意识的控制及改变自身躯体功能，从而达成由生物反馈促进的放松）和放松疗法（通过训练有意识地控制自身心理生理活动，降低身体各系统的唤醒水平，从而改善因紧张而紊乱的机体功能）。目前有研究表明生物行为疗法作为偏头痛的预防性治疗，可单独使用，也可与药物或其他非药物治疗结合使用，从而提高治疗效果。

6.偏头痛的预防

（1）改变不良生活方式，合理膳食、规律作息、充足睡眠、避免熬夜、定期锻炼。

（2）避免环境（如冷、热、日晒、风吹等）、饮食（如酒精、巧克力、富含硝酸盐的食物等）、特殊气味、密闭空间、体育活动等头痛诱发因素，减少头痛发作。

（3）注意预防和矫正各种不良姿势，避免引起头颈和肩背部肌肉的持续性收缩，比如长期伏案、电脑和手机操作、织毛衣等。

（4）保持良好的心情，做好情绪管理。

（刘　奎）

（二）　三叉神经痛

三叉神经痛具有突发性、短暂性、反复性的特点，常常毫无征兆地突然起病，发病持续时间通常为数秒，突发突止，程度剧烈，患者难以忍受，常被称为是"天下第一痛"。有人因无法忍受疼痛而轻生，其疼痛剧烈程度可见一斑。

1.什么是三叉神经痛

人的感觉和运动主要是通过神经支配来完成的。其中，三叉神经就是支配头面部的感觉以及咀嚼运动的神经。

"三叉神经"有三支"叉"。第一支（叉）叫眼神经，负责眼眶、眼球、上眼睑、鼻根部、额顶部皮肤的感觉。第二支（叉）叫上颌神经，负责上颌的牙齿、齿龈、眼睛与上唇之间的皮肤，口腔与鼻腔黏膜的感觉。第三支（叉）叫下颌神经，负责下颌的牙齿、舌、耳颞区、下唇下方的皮肤的感觉；另外，与其他两个叉不同的是，它还支配咀嚼肌的运动。

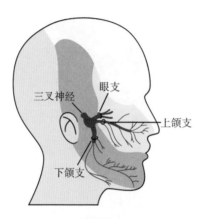

三叉神经分布区域

各种各样的原因刺激到三叉神经，可以导致三叉神经支配区域的疼痛发作，三叉神经痛是以眼、面颊部出现放射性、烧灼样抽掣疼痛为主要症状的疾病。在颜面部的三叉神经区域短暂、突发性、反复发作的剧烈疼痛。一般表现为刀割样或电击样，持续几秒或者1～2分钟后能够自行缓解。此外还可以存在触发点，碰摸触发点的时候可以诱发发作，触发点可以位于眉骨、口角以及牙龈等。三叉神经疼痛均发生在三叉神经分布区域内，绝大多数为一侧，少数为双侧，以一侧的第二、三支分布区疼痛最常见，其次为第二或第三支分布区疼痛，单独第一支分布区疼痛少见。

三叉神经痛根据病因分为原发性或继发性三叉神经痛。原发性三叉神经痛是指三叉神经分布区域内短暂发作性剧烈疼痛，而临床上没有器质性损害的一种疾病。继发性三叉神经痛是由颅内、外各种器质性疾病引起的继发性三叉神经损害。如：

脑桥小脑角肿瘤，三叉神经肿瘤，颅底部原发性或转移性肿瘤，脑蛛网膜炎。我们常见的三叉神经痛患者多属于原发性三叉神经痛。

2.三叉神经痛有哪些原因

疼痛发作常见的诱发因素（少数病例无诱发因素）包括咀嚼运动、刷牙、洗脸、剃须、说话、打哈欠，面部机械刺激，张嘴、笑、舌头活动、进食、饮水，风、声、光刺激等。还有些患者在刺激某一部位时可诱发疼痛，常见的部位有上唇、下唇、鼻翼、鼻唇沟、牙龈、颊部、口角、舌、眉、胡须等处。

3.三叉神经痛的症状有哪些

多为难以忍受的电击样、刀割样、撕裂样、火烧样疼痛，常见面部特有的极其痛苦的表情。发作时常突然停止说话、吃饭等活动，皱眉咬牙、张口掩目，或用手掌用力揉擦颜面以致皮肤异常增厚、粗糙、眉毛脱落，表情极其痛苦，常伴有面肌和咀嚼肌阵发性痉挛（即"痛性抽搐"），结合膜充血、流泪及流涎。疼痛呈阵发性，持续数秒至数分钟，很少超过30分钟。发作间歇期，疼痛可消失，间歇期随病情的进展而缩短，一般为数十分钟至数小时不等。重者可每分钟内都有发作。白天发作多，晚上发作少，日夜不停发作少见。此病的发生女性多于男性，疼痛的发作频率和严重程度有逐渐加重的倾向，药物治疗效果随病程进展而下降，临床上自愈者极为罕见。

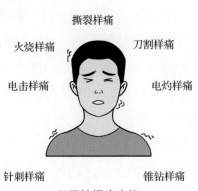

三叉神经痛症状

4.三叉神经痛的治疗

因为三叉神经痛有时跟牙痛很相似，很多患者误以为是牙痛而进行拔牙治疗，等到牙拔了，疼痛仍不缓解时才意识到是三叉神经痛。因此要区分，牙痛是呈持续性疼痛，持续时间较长，并有齿龈及颊部肿胀。而三叉神经痛在颜面部的区域，呈短暂、突发性、反复发作的剧烈疼痛。

（1）自我疗法：居家生活中应注意休息、营养和锻炼，要尽量避免局部受到刺激，增强免疫力。还可采用中医小妙招：

1）将细辛、胡椒或川椒、干姜全部浸于白酒中4小时，然后加入适量水，置于锅内煎好。煎沸时卷一个纸筒，患者可以把纸筒一端罩在药锅的热气上，另一端对准鼻孔吸入药气。每次10分钟，每日2次。

2）把笋片洗净用开水焯一下，与白糖、花椒粉、醋、芝麻酱、味精、姜汁等调味料调在一起，然后入油锅炒熟即食。

（2）医院内治疗方法：不同情况的患者治疗方法是有区别的。原发性三叉神经痛较常见，选择治疗方法要根据患者的具体情况来定。多采用循序渐进，类似阶梯样的治疗方法，具体如下：

1）药物治疗：早期的三叉神经痛多数通过药物得到有效缓解。但长期、疼痛剧烈的三叉神经痛患者，单纯依靠药物难以获得有效的控制疼痛，则需要多种方法联合治疗。

常用西药治疗，首选药物是卡马西平，如果治疗效果不好或出现副作用，可改用普瑞巴林治疗。要注意服药期间行血常规、肝功等检测，以便及时发现问题，调整治疗。此外，还可应用安定镇静帮助睡眠，用于短时间、小剂量的激素等治疗。

中医中药治疗三叉神经痛也有较好的疗效，根据"瘀血阻络，通则不痛"等中医理论，用标本兼治的治疗法则，疏通面部经脉，使三叉神经恢复正常的生理功能，从而达到长期止痛的作用。常用的有七叶莲片、独一味胶囊等。

2）神经阻滞治疗：是用无水酒精或甘油，直接注射到受累的三叉神经周围支、神经干或半月神经节内，致使该神经分布区域内感觉丧失，从而达到止痛的目的。操作简单方便，短期效果较好，但容易复发。

3）三叉神经痛的射频治疗：利用射频仪产生不同的射频电流，对三叉神经中传导痛觉的纤维进行破坏，而相对保留触觉传导纤维，达到既解除疼痛，又可以部分保留触觉的目的。

4）三叉神经球囊压迫治疗：主要是治疗原发性三叉神经痛，通过冠状球囊在三叉神经半月节部位进行压迫，造成三叉神经半月节的痛觉神经纤维毁损性改变，来达到止痛的目的。但也可能会引起三叉神经其他功能损失，例如出现面部麻木、咬肌无力等。球囊压迫治疗三叉神经痛是目前常用的介入手术方法。

手术治疗：三叉神经手术治疗疗效确切，优先治疗方案是三叉神经微血管减压手术，但手术损伤大，相对危险性较大，故手术疗法可在药物或其他治疗无效时考虑采用。

5）其他治疗方法：本病的治疗还有其他的一些方法，如针灸、埋线、理疗、针刀治疗，γ刀等，也有一定的疗效。

5.三叉神经痛预防常识

（1）避免寒冷刺激，用温水洗脸；随时注意气候变化，寒冷天气出门戴口罩或头巾。

（2）饮食要有规律，要选择质软易嚼的食物，戒烟酒，少吃辛辣食物，不要吃过于酸甜热性以及油性食物，多吃新鲜蔬菜水果、瘦肉，少吃肥肉，以清淡为主。

（3）梳头对改善疼痛有一定效果。早上起床后，午休后，晚上睡觉前梳头，从额头顶到枕头，每分钟梳20～30次，用力要均匀、适当，每次梳5～10分钟。坚持梳头可以减轻疼痛。

（4）要保持良好的情绪，注意休息，保证睡眠充足，不要熬夜，多听轻柔的音乐，做到心情平和。

（5）经常适当的锻炼活动，不断增强体质。

（刘怀清、许开波）

（三） 牙痛

牙齿对于人体健康至关重要，因为它们是不可或缺的。我们吃进体内的食物需要经过牙齿的充分咀嚼才能促进消化和吸收。如果发生牙齿疼痛，就会影响咀嚼功能，从而降低生活质量，并可能影响身体健康和预期寿命。牙痛不是病，但当它真正来袭时，会让人痛苦不堪。要认真保护我们的牙齿，才能享受健康生活。

1.什么是牙痛

牙痛主要由牙齿本身及牙周组织的疾病引起，口腔颌面部的多种疾病可导致牙痛。牙痛可以表现为单颗牙或邻近多颗牙的疼痛，有时还可能波及头部、面部或颈部。全身其他部位的其他疾病，如流感、神经衰弱、心脏病等，有时也会表现为牙痛，但很少见。

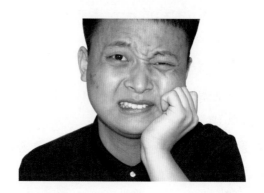

牙痛

2.牙痛的常见类型及原因

俗话说"牙痛不是病，疼起来真要命"。牙痛是由龋齿（及蛀牙）、牙龈炎、牙周炎或牙齿折裂导致牙髓（牙神经）感染等原因引起的疼痛。

（1）深龋：牙本质龋发展到中层或深层时，外界刺激包括物理、温度、化学和龋坏牙本质的细菌及其代谢产物,可经牙本质小管、成牙本质细胞突起传导到牙髓组织,导致牙髓组织出现不同的反应,俗称虫牙。它是以细菌为主的多种因素影响下,牙体硬组织发生慢性进行性破坏性的一种疾病。按严重程度分为浅龋、中龋和深龋,但是浅龋和中龋一般不会出现疼痛,不易被发现。

深龋——指发生在牙本质中层或深层的龋。多见于中老年人和儿童;其次可见于颌面部及颈部接受放射治疗的患者;有些舍格伦综合征及有严重全身性疾病的患者,由于唾液缺乏或不注意口腔卫生的人群也可见。

(2)急性牙髓炎:受刺激的牙髓如龋损下方的牙髓组织血管扩张充血,组织水肿渗出,使髓腔压力增加。这是较为严重的牙髓炎症,牙髓组织以血管充血扩张自然发展到最终全部牙髓坏死,几乎没有恢复正常的可能。常见于龋病好发人群。此外,有些牙周病患者由于口腔卫生环境差也会发生。

(3)急性根尖周炎:多数是由于牙髓炎或牙髓坏死向根尖周扩散而引发,少数由外伤或咬合创伤引起。是由于牙髓病变致使牙髓组织大部分或全部坏死,根管内细菌感染物质通过根尖孔作用于根尖周围组织,局部产生炎症反应。常见于龋病好发人群。此外,有些牙周病患者由于口腔卫生环境差也会发生。

(4)智齿冠周炎:第三磨牙因萌出位置不足(阻生)、可导致部分牙龈覆盖在牙冠上形成盲袋,食物及细菌极易嵌塞进盲袋内,当全身抵抗力下降、局部细菌毒力增强时可引起冠周炎急性发作。第三磨牙(智齿)萌出不全或阻生时,牙冠周围的软组织发炎。常见于下颌智齿冠周炎。主要发生在18~30岁智齿萌出期的青年人和伴有萌出不全阻生智齿的患者。

(5)干槽症:见于拔牙术后的感染,拔牙术中的创伤,还有全身慢性消耗性疾病、营养不良等。拔牙术后常见的术后感染,多见于下后牙。主要发生在全身慢性消耗性疾病、营养不良、拔牙前口腔内有感染灶的患者(如冠周炎、根尖脓肿、牙周脓肿)。

3.牙痛的症状有哪些

牙痛根据病因与部位不一,表现有所不同。

(1)深龋:可见很深的龋洞,外观略有色泽改变,若龋坏洞口开放,则常有食物嵌塞入洞,压迫使牙髓内部压力增加,引起疼痛。遇冷、热和化学刺激时产生的疼痛较中龋更加剧烈,但无自发痛。

(2)急性牙髓炎:自发性阵发性放射疼痛,往往是夜间痛,温度刺激加剧疼痛,疼痛不能自行定位。

(3)急性根尖周炎:主要为患牙咬合痛。初期患牙感到不适、发木、浮出、发胀,于是出现咬紧牙反而稍感舒服的症状;严重时出现自发性、持续性的钝痛,咬合不仅不能缓解疼痛反而导致疼痛加剧,不愿咀嚼,影响进食。疼痛不受温度变化的影响,能够定位患牙。

(4)智齿冠周炎:初期患者一般无明显的全身症状,仅自觉患侧磨牙后区胀痛不适,当咀嚼、吞咽、开口活动时疼痛增加。后期疼痛局部可呈自发性跳痛或放射至耳颞部痛。当感染侵及咀嚼肌时,可引起咀嚼肌反射性肌痉挛而出现不同程度的张口受限,甚至出现"牙关紧闭"。由于口腔不洁,出现口臭、舌苔变厚、患牙牙龈处有咸味分泌物溢出。有的可出现不同程度的畏寒、发热、头痛、全身不适、食欲减退及便秘等全身症状。

(5)干槽症:拔牙2~3天后出现剧烈疼痛,并可向耳颞部、下颌下区或头顶部放射,拔牙窝内可空或有腐败变性的残留血凝块,如用棉球蘸取内容物嗅之有恶臭。

4.牙痛的治疗方法有哪些

(1)深龋:去净龋坏组织后预备洞型,上安抚药物促进牙髓的防御性反应,保护牙髓,安抚数周后,垫底永久性充填。

(2)急性牙髓谈:局部麻醉下开髓引流减压,摘除牙髓或放置牙髓失活剂,调合磨改,消炎止痛,拟行根管治疗。

(3)急性根尖周炎:局部麻醉下开髓引流,穿通根尖孔使根尖渗出物通过根管引流,缓解根尖部的压力,调合磨改,消炎止痛,拟行根管治疗。

（4）智齿冠周炎:治疗以局部处理为重点,常用生理盐水、1%～3%过氧化氢溶液、0.1%氯己定溶液等反复冲洗龈袋,以清除龈袋内食物碎屑、坏死组织、脓液等。对于牙位不正、萌出位置不足、无对合或对合牙位不正无咬合关系等,均应尽早拔除。根据局部炎症及全身症状反应程度,选择抗菌药物（如头孢类、青霉素类、大环内酯类及合并抗厌氧菌药物）及全身支持疗法。

（5）干槽症:局部麻醉下,彻底清除牙槽窝内的坏死组织直至骨壁清洁,1～2周可自然愈合。

5.如何居家缓解牙痛

牙痛起来要人命,牙痛当务之急是快速止痛,需要根据原因判断,常见包括龋齿、牙周炎、牙龈炎、急性牙髓炎、智齿冠周炎等,一般可以遵医嘱服用药物缓解不适。

深龋:选择服用布洛芬胶囊、洛索洛芬钠片等药物快速缓解疼痛。

急性牙髓炎、急性根尖周炎:可以选择消炎药＋止痛药的组合快速缓解疼痛,如甲硝唑＋布洛芬等。

智齿冠周炎、干槽症:使用复方氯己定含漱液漱口,遵医嘱口服阿司匹林泡腾片、布洛芬片、甲硝唑片等药物进行抗炎止痛治疗。还可以选择适当冰敷帮助缓解。

此外,还可以采用中医小妙招来缓解疼痛:

（1）针灸

主穴:合谷、颊车、下关。

1）风热侵袭

主证:牙痛突然发作,阵发性加重,得冷痛减,受热加重,牙龈肿胀;形寒身热,口渴;舌红苔白或薄黄,脉浮数。

穴位:风池、外关。

2）胃炎上蒸

主证:牙痛剧烈,牙龈红肿或出脓血,得冷痛减,咀嚼困难;

口渴口臭,溲赤便秘,舌红苔黄燥;脉弦数或洪数或滑数。

穴位:二间、内庭。

3）虚火上炎

主证:牙痛隐隐,时作时止,日轻夜重,牙龈暗红萎缩,牙根松动,咬物无力;腰膝酸软,五心烦热;舌嫩红少苔,脉细数。

穴位:太溪、照海、悬钟。

（2）按摩:牙疼选择劳宫穴最为长效,合谷只有临时疗效。按压、掐,都可以有效。

缓解牙痛需要按摩的主穴是合谷穴和颊车穴。合谷穴位于虎口处,用一手拇指的第一个关节横纹正对另一手的虎口边,拇指屈曲按下,指尖所指处就是合谷穴。用拇指指尖进行按摩,由轻渐重按压1~2分钟,可以起到疏风解表、活络镇痛的作用。颊车穴位于颌骨边角向鼻子斜方向约1厘米处。当咀嚼时咬肌隆起,按之凹陷处就是颊车穴。用双手拇指放于同侧面部颊车穴,由轻渐重按压1~2分钟,可以起到解痉止痛、活血消肿的作用。如果是实火牙疼可以配以内庭穴,此穴位于足背第二、三趾间缝纹端。虚火牙疼配太溪穴,位于内踝尖与跟腱之间的中点凹陷处。采用以上方法,每天坚持按摩3~4次,牙疼症状就可得到缓解。

（3）药膳

1）生地煮鸭蛋

材料:生地50克,鸭蛋2个,冰糖适量。

用法:将生地用清水浸泡,再把2个鸭蛋与生地一同放进砂锅中,加适量清水煮至蛋熟。取出鸭蛋剥去壳,然后再放入生地汤内续煮片刻。服用时加冰糖调味,吃蛋饮汤即可。

适用于风火牙痛、阴虚手心足心发热等患者。

2）绿豆荔枝汤

材料:绿豆100克,干荔枝7颗。

用法:将绿豆洗净,沥干水分;荔枝剥去外壳,将二者放入锅中加适量清水同煮。待绿豆煮熟后,将荔枝、绿豆连同汤汁一起食用。

具有清热祛火、消肿、解毒功效，适用于风火牙痛者。

3）莲心饮

材料：莲心 6 克，冰糖适量。

用法：莲心洗净；锅中放入适量清水，加入莲心，先用武火煮沸，加入冰糖，续煮至冰糖完全融化。待稍微冷却后，频频饮事最用即可。

具有清心、安抚烦躁、祛火气功效，适用于轻度失眠、牙痛者。

4）丝瓜姜汤

材料：丝瓜 500 克，生姜 100 克。

用法：选鲜嫩的丝瓜洗净，可以不用去皮，切段；生姜洗净后切成片，一同放入锅中，加适量清水煎煮 2～3 小时。每日喝汤，每天 2 次。

具有清热、消肿，止痛功效，适用于治疗牙龈肿痛、口干、鼻出血者。

5）其他

①咬粒花椒治牙痛：取花椒 1 粒，放在牙痛患处，用牙咬住，待牙痛缓解后吐掉，必要的时候可以重复使用。

②露蜂房很快缓解牙痛：取露蜂房 1 块，加入酒精或高度白酒用火烧，待火灭后趁热取一小块放在牙痛处，用牙咬住即可，疼痛就能缓解。

③生姜可缓解牙痛：取生姜一小片，在牙痛时咬在痛处，待缓解后吐掉，必要时可以重复使用。

④大蒜止牙痛：取大蒜 1 头捣烂如泥，温热调敷于牙疼痛处，即可缓解由于各种牙病引起的牙痛。待疼痛缓解后吐掉，必要时可以连续使用。

⑤花椒白酒：取花椒 10 克，白酒 50 毫升，将花椒加入适量的水中，煮约 5 分钟，加入 50 毫升白酒，待水温完全凉后，将花椒滤掉，再把白酒花椒水倒入洁净玻璃瓶中备用。牙痛时，用洁净棉签蘸此水后放到牙痛的部位，紧紧咬住，很快就能止痛。对

于酒精过敏的人应慎用白酒泡花椒,或者不加白酒只加开水。具有局部麻醉、止痛的作用,能缓解龋齿痛。

6.如何预防和保护牙齿

(1)自我预防与护理

1)自行预防的处理方法:在酸痛牙齿处咀嚼干茶叶、生姜、大蒜、白酒加盐,每日 2 次,每次 3~5 分钟,其可以封闭暴露的牙本质小管,可以缓解外界刺激传入牙髓组织,起到缓解酸痛不适的感觉。

2)日常生活中要注意口腔卫生,尽量做到一日三餐后用盐水漱口刷牙,这个很重要。如果无法做到三餐后刷牙,至少做到早晚有效刷牙,正确的刷牙方法(巴氏刷牙法),坚持饭后 3 分钟以内刷牙,每次刷牙坚持三分钟以上;刷牙时可选用含氟牙膏,6 岁以下儿童使用时每次约豌豆大小(0.5 克),但在氟病流行的地区,6 岁以下儿童不推荐使用含氟牙膏。睡前不吃零食,少吃过冷、过甜、过热、过酸的食物。

3)刷牙前可使用牙线及牙间清洁器清洁牙缝的食物残渣和牙齿。

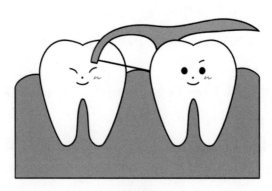

牙线清洁

4)正确的刷牙方式(巴氏刷牙法)

①手持刷柄,刷毛指向根尖方向,上颌向上,下颌向下,刷毛与牙体长轴呈 45 度角。通常对患者比较容易的是刷毛先与牙体长轴平行,然后稍作旋转,与龈缘呈 45 度角。不要使牙刷毛弯曲

的情况下，轻度加压使刷毛端进入龈沟。②以短距离（2～3mm）水平颤动牙刷，不要使牙刷毛离开龈沟，至少颤动 10 次，颤动后沿牙体表面刷向牙齿咬合面，再重新放置牙刷将牙刷移至下一组 2～3 颗牙，注意要重叠放置。③在上下颌牙弓唇舌面的每个部位重复全面拂刷，牙刷舌腭侧前牙面位置将牙刷放在前牙，使刷毛垂直并指向和进入龈沟。④咬合面正常前后颤动即可。

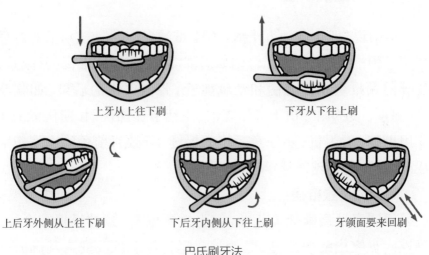

上牙从上往下刷　　　　　　　　　下牙从下往上刷

上后牙外侧从上往下刷　　　下后牙内侧下从下往上刷　　　牙颌面要来回刷

巴氏刷牙法

　　5）拔牙术后可服用头孢类、青霉素类、大环内酯类等抗生素，合并抗厌氧菌药物如甲硝唑等。

　　（2）医院的预防与护理：积极查找引发牙痛的其他疾病。

　　1）控制菌斑及牙结石：龈上洁治、龈下刮治、根面平整、化学药物等治疗。建议半年到一年进行一次全口洁治。

　　2）局部涂氟：含氟涂料、含氟凝胶、含氟泡沫。适用于 2 岁以上儿童。

　　3）窝沟封闭：适用于 3～13 岁不同阶段的牙面有患龋倾向的深窝沟。

　　4）预防性树脂充填：仅去除窝沟处的病变牙釉质或牙本质，利用酸蚀技术和树脂材料进行充填。

（陶　金、邓　松）

三、颈肩部

（一）颈椎病

俗话说"四十脖子五十瘫，六十难过鬼门关"，这句话的意思强调了颈椎病的严重性，轻则如肩部疼痛，手指麻木，经常眩晕，变异的颈椎会挤压脊髓和动脉血管，带来严重的后果，如脑卒中、瘫痪。近年来，由于工作繁忙，生活节奏加快，长期伏案工作使用电脑，看手机，不注意颈椎的保健，导致目前颈椎病发病率逐渐增高，而且越来越年轻化。

1.什么是颈椎病

颈椎病是颈椎骨关节炎、增生性颈椎炎，颈神经根综合征，颈椎间盘突出症的总称，是一种以退行性病理改变为基础的疾患。它是由于颈椎长期劳损、骨质增生或椎间盘突出，韧带增厚致使颈椎脊髓、神经根或椎动脉受压，导致一系列功能障碍的临床综合征。

2.哪些人易患颈椎病

颈椎位于头部、胸部和上肢之间，是脊柱椎骨中体积最小，但灵活性最大，活动频率最高，负重较大的节段。当长时间的颈部处于一个姿势，伏案工作，操作电脑、低头看手机、不良的睡眠体位、高枕，不恰当的体育锻炼等都容易造成颈部肌肉劳损，颈椎退行性变。主要是由慢性劳损和退行性变引起。

慢性劳损是指颈椎肌群超过正常生理活动范围最大限度或局部所能耐受的各种超限活动。颈椎退行性变是由于承受各种负荷、劳损，甚至外伤引起颈椎椎体及椎间盘、韧带老化过程，退行性变是一种不可逆的过程。多见于 40 岁以上人群，长期从事伏案工作，如办公室文员、教师、会计、裁缝，以及长期低头应用电脑、手机者，极易患上颈椎病。

3. 颈椎病有哪些症状

颈椎病泛指颈段脊柱病变后所表现的临床症状及体征。主要表现为颈背疼痛，上肢乏力、串痛、麻木、头昏、心慌、恶心等上述症状的一种或一种以上，具体有病变部位、组织受累程度及个体差异有一定关系。

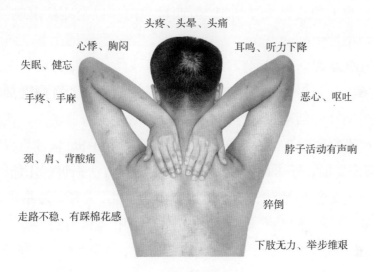

头疼、头晕、头痛

心悸、胸闷　　　　　耳鸣、听力下降

失眠、健忘

手疼、手麻　　　　　恶心、呕吐

颈、肩、背酸痛　　　脖子活动有声响

　　　　　　　　　　猝倒

走路不稳、有踩棉花感

下肢无力、举步维艰

颈椎病症状

4. 颈椎病的分类有哪些

颈椎病发病缓慢，初起常感颈肩部疼痛不适、颈项强直。颈椎病通常分为以下几类：颈型颈椎病、神经根型颈椎病、椎动脉型颈椎病、脊髓型颈椎病、交感神经型颈椎病、食管型颈椎病。

日常生活中常见：

（1）神经根受压出现颈肩痛；第 5 颈椎以下受压时出现颈僵，活动受限，一侧或两侧颈、肩、臂出现放射性疼痛，伴有手指麻木、肢冷、上肢沉坠、抬手无力。

（2）椎动脉受到压迫常有眩晕、头痛、头昏、耳鸣等症状，多在头部转动时诱发或加重。

（3）脊髓受到压迫常有四肢麻木、酸软无力，颈部发颤，肩臂发抖，活动不方便。

（4）交感神经受到压迫，则会出现头痛、头晕、偏头痛、胸闷、心慌、四肢发凉，一侧肢体冷、皮肤温度低或手足发热、面部有时一侧多汗或少汗，有时会出现视觉、听觉异常。

目前神经根型颈椎病和脊髓型颈椎病，临床症状比较典型，因此诊断和治疗争议较少，而椎动脉型颈椎病和交感型颈椎病的临床表现与神经内科疾病等相似，所以在诊断和治疗方面常存在较多的争议。大多情况下，两种或两种以上症状出现，称之为混合型颈椎病。

5. 在家如何自我治疗

颈椎病患者要注意劳逸结合，要时不时抬起头并向四周各方向适当地轻轻活动颈部，不要让颈椎长期处于弯曲状态。伏案工作一次不宜超过2小时。避免提取重物，少看手机，应注意保护颈部，防止受损。还可以选择中医小妙招治疗方法来缓解疼痛：

（1）艾灸拔罐法：选取颈椎夹脊、大椎、大杼、肩井、天髎、肩中俞、天宗、阿是穴进行艾灸治疗。采用温和灸法，每天1～2次，每次30～40分钟。10天为1个疗程，间隔2～3天进行下一个疗程。

（2）按摩：用食、中、无名三指自上而下分别按摩颈部两侧的肌肉5分钟后，让颈部各做向前、向后、左右侧屈、旋转，每个方向20次，幅度由小加大，速度不宜太快。然后再按揉颈椎两侧肌肉5分钟，再进行耸肩、缩肩、扩肩的活动。以上动作按顺序重复做。

（3）药膳

1）白芍鸡血藤汤

材料：白芍30克，木瓜13克，鸡血藤15克，葛根、甘草各10克，白糖适量。

用法：将白芍、木瓜、鸡血藤、葛根、甘草一同倒入砂锅内，加适量清水浸泡 30 分钟后再用武火煮沸,然后改用文火熬 30 分钟。倒出药汁,再加水重复再熬一次,把两次所得药液混匀。每日 1 剂,水煎分 2 次服。服用时可加适量白糖。

具有柔肝舒筋、活血化瘀功效,适用于颈部酸疼拘急等不适患者。

2)参芪桂圆粥

材料:党参、黄芪各 20 克,粳米 100 克,桂圆肉 20 克,枸杞 10 克,白糖适量。

用法:先将党参、黄芪洗净,加适量清水,用武火烧开,然后用文火煮 15 分钟左右,煎水取汁;粳米洗净,加上桂圆肉和枸杞,倒入党参、黄芪煎取的药汁用文火煮成粥,待粳米煮至黏稠后,加适量白糖调味即可。

具有益气养血功效,适用于气血亏虚型颈椎病。

3)川芎白芷炖鱼头

材料:川芎 10 克,白芷 10 克,鳙鱼头 1 个,姜片、葱末、盐、料酒、味精各适量。

用法:川芎、白芷分别切片,与洗净的鳙鱼头一起放入砂锅内,加姜片、葱末、料酒、水适量,先用武火烧沸后,改用文火炖熟,最后放入盐、味精调味即可。每日 1 次。

具有祛风散寒、活血通络功效,适用于气血瘀滞型颈椎病。

6. 患了颈椎病会自我修复吗

部分颈椎病退行性变或损伤较轻,症状不重者,常常感觉颈肩部不适或出现颈肩疼痛,可通过休息、调整不良姿势习惯,颈项正常生理曲度会逐渐恢复,肌群紧张痉挛状态会逐步缓解,临床症状可逐步消失。

针对脊髓型颈椎病,即当临床上出现脊髓损伤的表现;X 线片上显示椎体后缘骨质增生、椎管狭窄,影像学证实存在脊髓压迫;除外肌萎缩性侧索硬化、脊髓肿瘤、多发性末梢神经炎时要及时干预治疗,该类疾病病情持续发展,有可能导致瘫痪甚至高位截瘫的发生。

7.医院治疗有哪些方法

居家自我恢复或治疗 3 日以上，出现颈肩部疼痛加重和手部的麻木，临床症状未恢复或好转，有的伴有头昏，甚至走路不稳。建议要及时到医院疼痛科进一步检查治疗，以免耽误病情。

在医院，可以选择针灸，推拿，牵引，按摩，神经电刺激等治疗。通常应用脱水剂（复方甘露醇）和小剂量激素（地塞米松），来缓解患者颈椎病疼痛以及压迫神经的临床症状。如果是脊髓神经受压非常严重的，通过保守治疗后不能改善，就有必要积极地进行微创介入射频神经调控或椎间盘髓核射频消融治疗，必要时进行手术治疗。

8.如何预防颈椎病

造成颈椎病的原因，除了与颈椎本身的构成相关外，日常生活、工作、睡眠时的体位正确与否也是一个重要因素。因此颈椎病自我保健需要重视。如：在工作中定时改变姿势，做颈部轻柔活动及上肢运动，有利于颈肩肌肉张弛的调节和改善颈部血液循环通畅，减少颈肩肌肉紧张而引起的疲劳。在睡眠时，宜用平板床（应有一床棕垫和一床垫絮）、枕头高度适当，不让头部过伸或过屈。

当颈部后方或颈肩部出现不舒服的时候，大多都是劳损导致的肌筋膜炎。在此时要早期加以控制，建议练一练颈肩痛操六步法。

（1）手扶椅背弓弓背，拉抻脊柱背不累。可使肩背放松不疲惫。

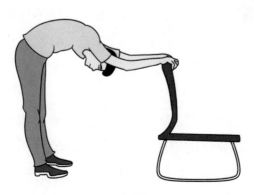

手扶椅法

（2）四向把头点，动作很简单，锻炼颈和肩。

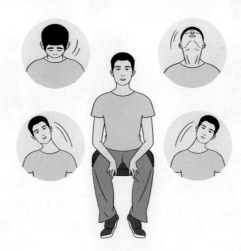

四向点头法

（3）背部靠墙，打开双臂外展，贴墙缓缓而上，慢慢回到原状。

（4）双肘平举，向内向上收紧。改善含胸和驼背。

（5）手臂一上一下，交替重复多下，增强肩肘功能。

（6）双手扶墙向上爬，反复向前压，配合呼吸练肩胛。

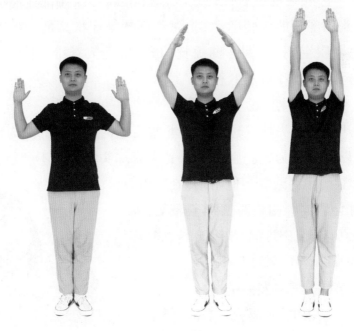

背靠墙法

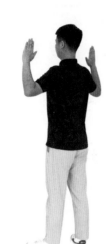

双手平举法　　　　手臂交替法　　　　　爬墙法

（杨　韧、邓　松、刘怀清）

（二）落枕

　　一个人入睡前没有任何症状，在睡醒后突然出现颈部僵硬、胀痛、头颈部不能旋转活动、上背部疼痛等症状。是冷空气的刺激或对着吹空调，长期弯曲睡觉的姿势，造成脊椎椎体不好，加上颈部不适，就容易发生落枕。

1. 什么是落枕

　　落枕，又名失枕。这是一种非常普遍的常见病，多发于春冬季节，以青壮年为主。因睡觉时受寒或枕头的姿势不合适，枕头高度和软硬不当或者高低不平；在睡醒、起床时会感觉一侧或两侧脖子僵硬、疼痛，伴颈肩部肌肉疼痛，头颈部转动时疼痛明显，甚至左右转动都不行。

2. 落枕是怎么发生的

　　主要是颈项局部的肌肉和筋膜的痉挛。由于睡眠时头颈姿势不当，枕头垫

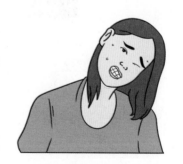

落枕症状

得过高、软硬不当或高低不平，导致颈部的肌肉纤维拉伤、睡觉的时候受风受寒着凉、长期蜷曲着身体睡觉、过度劳累等可能引起落枕。当颈部受到外伤后也可发生局部肌肉痉挛。不恰当的推拿按摩，有可能会使落枕症状加重，甚至出现不良后果。

3. 哪些人容易患落枕

（1）睡觉的时候睡姿不当，或睡时脖子偏歪，枕头的高度不合适，尤其长期的高枕，头部血管长时间处于供氧不足的状态，会使人心烦意乱，使人夜难成寐等，都有可能导致落枕。

（2）因为工作时间长或常低头长时间看手机导致颈部肌肉的劳损，或者长期患有颈椎病的人也易致落枕。

（3）有的人在坐时，膝、髋、肩没有保持标准的姿势，导致颈椎经常向前弓，使得颈椎反弓。长期坐姿不正确，容易导致颈部很多肌肉的疲劳，当反复的疲劳之后，就容易形成局部组织的粘连或者痉挛，容易引起落枕。

（4）常爱发脾气、爱怒的人，局部气血流通，产生虚弱，容易受风导致落枕。

4. 居家自我处理方法

（1）佩戴充气颈托间断性的固定，有利于缓解颈部肌肉的张力，可以防止脖子因运动而出现进一步的肌肉伤害，还将头的部分重量通过颈托传递到肩膀，缓解颈椎的压力。

（2）选择具有消炎、止痛作用的止痛药（布洛芬、塞来昔布）或缓解肌肉痉挛的药物（氯唑沙宗、盐酸乙哌立松），还可以贴敷止痛膏药。

（3）局部热敷方式来缓解疼痛，同时注意保暖避免受凉和过度劳累，不要做过多的活动。

（4）可以采用中医小妙招方法治疗缓解疼痛：

1）针灸

取穴：悬钟穴，2寸长毫针直刺悬钟穴，手法为泻法，针感出来以后，令患者活动患处。液门穴，3寸毫针以液门穴透中渚穴,行强刺激,同时令患者前后左右活动颈部,留针 20 分钟压痛点消失。外关穴,针法为泻法,同时配合颈部活动。合谷穴,垂直刺入进行强刺激,留针 20 分钟,令患者活动颈部,针刺同侧穴位,双侧针双侧合谷穴(透后溪)。

2)刮痧

刮痧法:选穴大椎、天柱、肩外俞、悬钟、后溪、列缺、阿是穴。先刮肩颈部的大椎、天柱、肩外俞,然后刮手、臂部的后溪、列缺,最后刮下肢悬钟穴。

刮拭方法:泻法。在需刮痧部位涂抹适量刮痧油。先刮颈后大椎穴,由上至下,用力要轻柔,不可用力过重,可用刮板棱角刮拭。然后刮天柱穴至肩外俞穴,两侧都要刮拭,用力要轻柔,不可用力过重,可用刮板棱角刮拭。之后刮上肢手、臂部的后溪、列缺,用力宜重,出痧。最后刮下肢外侧的悬钟穴,重刮,30 次,出痧为度。

5.医院内有哪些治疗

如果疼痛不能缓解,则需尽快前去医院进行对症治疗。

(1)针刺手背部合谷穴,进行强手法刺激,提插捻转,感觉到明显酸麻、胀痛感之后,配合颈椎稍微活动,疼痛常会得到减轻。

(2)静脉滴注甘露醇以及地塞米松注射液,消除落枕所导致的肌肉组织炎性水肿;必要的话可以进行局部的神经阻滞治疗。水肿和炎症代谢和吸收之后,疼痛也会明显的缓解。

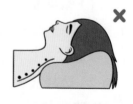

(3)通过医院专业医生手法颈椎复位,可以将落枕时出现的小关节错位或紊乱进行功能恢复。由于复位的手法常有一定风险,因此需要在医院专业医生手中完成。

6.落枕的预防方法

有一个良好的睡眠枕头很重要。日常生活中选择枕头主要是看舒适度,避免枕头过

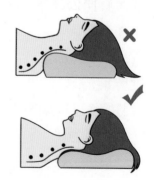

枕头选择

高或者过低。一般为枕头压下去与个人的拳头立起的高度相一致。建议枕头的实际垂直高度,成人以6~9厘米,老年人在8~14厘米为宜。儿童则注意不同年龄段枕头的选择。

还要注意枕头的枕芯填充物,可选择荞麦皮、瘪谷子或羽绒的枕芯。

睡觉时要注意避免不良的睡眠姿势,尤其是应该避免长时间躺着朝向一侧睡觉或者是头颈部位置不正。要注意避免受凉、吹风和淋雨;要注意坐势,少低头看手机。要注意饮食平衡、荤素合理搭配、多摄入富含维生素、微量元素、钙的食品。要经常适量运动,尤其是练一练颈椎六步法(参考颈椎病章节)的活动操等。

(刘怀清、黄 洪)

(三) 肩周炎

肩关节周围软组织慢性劳损或者退行性变、肩关节急性创伤、上肢固定过久等均可发生肩关节疼痛,活动受限,尤其是以上举和外旋活动受限明显,有的患者也会出现肩部怕冷、有压痛或者肌肉痉挛与挛缩的情况。肩关节疼痛一般是由于肩周炎、肩关节撞击综合征或者肩袖撕裂而引起的。不明原因的肩关节疼痛,人们常常第一反应,认为是肩周炎。

1.什么是肩周炎

肩周炎,全称为肩关节周围炎,是肩关节周围软组织病变引起的肩关节疼痛和运动功能障碍综合征的一种疾病,俗称"五十肩""漏肩风""冻结肩"。在50岁的中老年人群中发病概率较高,女性发病率高于男性,多见于体力劳动者。

2.肩周炎有什么表现

本病早期肩关节呈阵发性疼痛,常因天气变化及劳累而诱发,以后逐渐发展为持续性疼痛,逐渐加重,昼轻夜重,夜不能麻，不能向患侧侧卧，且肩关节活动受限。下面是肩周炎的三个症状。

疼痛：起初疼痛轻、范围小，之后可发展为大范围的疼痛，昼轻夜重，患者常因翻身而在夜间痛醒，多数在肩关节周围有明显触压痛。尤其当肩部受到牵拉时，会剧烈疼痛。

活动受限：肩部活动度减少，很多动作受到影响，如梳头、挠背、洗脸、穿衣、甚至端碗等，严重影响日常生活，特别是举起手臂做"外旋"角度的时候，疼痛感会特别强烈。

怕冷：患者肩膀怕冷，空调或风扇吹到会感到肩膀又凉又痛，很不舒服。

3. 有肩痛，就一定是肩周炎吗

实际上，引起肩关节痛的原因有很多，比如肩周炎、肩袖损伤、肩峰下撞击综合征等，肩周炎的比例只有 20%～30%。

肩周炎作为误诊率最高的疾病之一，常需与以下疾病进行区别：

（1）滑囊炎：肩关节有十几个滑囊，分布在骨头和肌肉之间，一旦过度劳损或寒冷刺激，会产生炎性渗出液，夜间疼痛加重。

（2）肩胛盂缘上唇自前向后撕脱：如果前臂长期过度做投掷动作，或遭遇汽车安全带突然暴力牵拉等外伤时，盂唇从前向后撕裂，导致肩袖损伤，如肩峰撞击综合征。

（3）肌肉和肌腱损伤：大部分损伤是发生在肌肉的起止部位，常见的是冈上肌和肱二头肌长头肌腱不同程度的撕裂和肌腱（腱鞘）的炎症，导致肩前侧痛和功能障碍。

肩关节疼痛一般人鉴别诊断往往会比较困难，如果自行诊断失误，很可能会采取错误的康复锻炼措施，导致病情愈发加重。所以肩部疼痛应及早就医，通过疼痛专科医生，明确诊断后再制订进一步的治疗方案，而不是一味盲目锻炼或做理疗。

4. 如何居家缓解疼痛

在发作期应避免抬重物，减少肩部活动，使疼痛缓解，尤其是在夜间影响睡眠时，可服用止痛剂；可行热敷或按摩，以促进局部血液循环，缓解肌肉痉挛，减轻疼痛；平时应注意天气变化，注意肩背部的保暖，避免风寒湿邪侵袭，衣着应适宜，出汗时勿当风，夜卧勿露肩，勿冒雨淋水。注意长期过度活动、不正确的姿势是会引发肩周炎。

大多数人在症状较轻时，可坚持通过以下几种肩关节锻炼进行自我康复。

（1）前后摆动运动：躯体前屈（即弯腰），上肢下垂，尽量放松肩关节周围的肌肉和韧带，然后做前后摆动练习，幅度可逐渐加大，作30～50次。此时记录摆动时间，然后挺直腰，稍作休息。

（2）回旋画圈运动：患者弯腰垂臂，甩动患臂，以肩为中心，做由里向外，或由外向里的画圈运动，用臂的甩动带动肩关节活动。幅度由小到大，反复做30～50次。

（3）正身双手爬墙：患者面向墙壁站立，双手上抬，扶于墙上，用双侧的手指沿墙缓缓向上爬动，使双侧上肢尽量高举，达到最大限度时，在墙上作一记号，然后再徐徐向下返回原处。反复进行，逐渐增加高度。

（4）侧身单手爬墙：患者侧向墙壁站立，用患侧的手指沿墙缓缓向上爬动，使上肢尽量高举，到最大限度，在墙上作一记号，然后再徐徐向下回原处，反复进行，逐渐增加高度。

（5）肩内收及外展：患者仰卧位，两手十指交叉，掌心向上，放在头后部（枕部），先使两肘尽量内收，然后再尽量外展。

（6）梳头：患者站立或仰卧均可，患侧肘屈曲，作梳头动作。

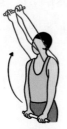 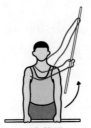

臂前举　　　　　　肩后展　　　　　　肩外展

肩关节锻炼组图

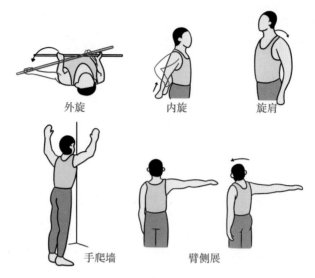

外旋　　　　　　内旋　　　　　　旋肩

手爬墙　　　　　　臂侧展

肩关节锻炼组图（续）

在家还可以采用中医小妙招来缓解疼痛：

（1）艾灸法：艾灸具有温通经络、散寒除湿、调理气血、宣痹止痛、行气活血、消瘀散结之功效，对肩周炎的治疗有很好的疗效。选取阿是穴及大椎、大杼、风池、肩井、天柱、膈俞、天宗、肩贞、肩髃、臂臑、曲池、外关等穴进行艾灸治疗。采用温和灸法，每天1～2次，每次30～40分钟。10天为1个疗程，歇2～3天进行下一个疗程。

（2）按摩

1）按揉肩井穴：肩井穴位于大椎穴与肩峰连线的中点，肩部最高处。按揉时患者取坐位，先以左手中指按揉右肩肩井穴1～2分钟，然后换右手中指按揉左侧肩井穴。

2）按揉曲池穴：曲池穴位于肘横纹外侧端。按揉时患者取坐位，先以左手拇指指尖按揉右臂上的曲池穴1～2分钟，然后换手以右手拇指之间按揉左臂曲池穴。

3）按揉合谷穴：合谷穴位于下背虎口处，于第一掌骨与第二掌骨间凹陷。按揉时患者取坐位，以左手拇指指尖按揉右手合谷穴1～2分钟，然后换手以右手拇指之间按揉左手合谷穴。

（3）药膳

1）当归血藤鸡蛋汤

材料：全当归、鸡血藤各 15 克，木香、陈皮、赤芍各 10 克，桑枝 20 克，鸡蛋 1 个。

用法：将全当归、鸡血藤、木香、陈皮、赤芍、桑枝放入一布包内，制成药包，将鸡蛋与药包同煮，待蛋熟后去壳再煮 10 分钟，弃药包，吃蛋喝汤，分 3 次吃完。

具有养血、活血化瘀的功效，适用于肩周炎疼痛不适者。

2）桑枝母鸡汤

材料：老桑枝 30 克，老母鸡 1 只，盐少许。

用法：老母鸡洗净，斩成小块；将桑枝切成小段，与鸡肉共煮至熟烂汤浓即成，少许盐调味，饮汤吃肉。

具有祛风湿、通经络、补气血之效。适用于肩周炎慢性期而体虚风湿阻络者。

具有破气散结、活血止痛的功效，适用于寒湿型肩周炎患者。

5. 医院内如何治疗肩周炎

如果发生难以缓解的剧烈肩痛，特别是出现肩关节活动受限，应当及时到医院进行超声、X 线或 MRI 检查，以明确病因。根据患者症状和医生检查指征，获得正确诊断和诊疗方案，做到精准治疗至关重要。

多数肩部疼痛可通过物理治疗得到缓解，如针灸、按摩或拔罐等治疗；可选择口服止痛药物，如美洛昔康、塞来昔布，大活络丹等；还可以使用消炎镇痛的膏药。

对于重度的肩周炎，粘连和疼痛严重患者，如有固定的压痛点或是疼痛的激发点，可行超声引导下的神经阻滞治疗，也可在麻醉下行专业手法松解来恢复，日常的功能锻炼是在进行松解后的重要康复手段，还需要通过注意防寒保暖，保持功能锻炼和纠正不良姿势，来预防病情加重和复发。

如果是经过三个月左右规范化的保守治疗后症状仍不能完全缓解，急性肩袖损伤在早期2～3周经严格的制动和休息后，也不能完全缓解疼痛，就应考虑关节镜下的微创手术治疗。手术后需要在医生的指导下进行主动或者被动的关节运动，尽早恢复关节活动受限问题。

6.肩周炎如何预防

掌握正确的坐姿和手部姿势：大腿与腰，大腿于小腿应保持90°弯曲，上臂和前臂弯曲的弧度要保持在70°～135°，手腕和前臂保持呈一条直线，避免工作时手腕过度弯曲。

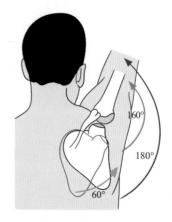

正确位置

尽量避免长时间操作电脑：如果你的工作离不开电脑，那么要做到每小时休息5～10分钟，活动一下肩关节和手腕。电脑桌上键盘和鼠标的高度，应当稍低于你坐姿时肘部的高度，这样才能最大限度地降低操作电脑对腰背、颈部肌肉和手部肌肉腱鞘等部位的损伤。显示屏比视线略低，保证颈部血液循环通畅，减少颈肩肌肉紧张而引起的疲劳。不要让手臂悬空，有条件的话，使用手臂架，可以放松肩膀的肌肉。

受凉常是肩周炎的诱发因素，应重视保暖防寒，勿使肩部受凉。一旦着凉也要及时治疗，切忌拖延不治。

营养不良可导致体质虚弱，而体质虚弱又常导致肩周炎。如果营养补充得比较充分，加上5个动作的适当锻炼，一般肩周炎常可不药而愈。

7.肩周炎锻炼的5个动作

（1）甩臂：直立位，两足分开，与肩同宽，双手自然下垂于体侧，双上肢发力，双手向前甩到与肩高，再用力向后甩去，甩臂操作20～40次。

（2）臂绕环：两臂分别像太极拳一样，缓慢、深长，由前向后, 由后向前, 呈顺时针或逆时针方向划圆圈, 划圆圈幅度由小到大, 尽可能达到最大限度为止, 臂绕环操作20~40次。

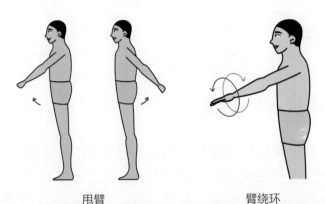

甩臂　　　　　　　　　臂绕环

（3）展肩: 站立或平躺位, 两手十指交叉, 掌心向上, 放在头后部（枕部）, 先使两肘尽量内收, 然后再尽量外展, 展肩操作20~40次。

（4）手指爬墙: 患者面对墙壁站立, 用患侧手指沿墙缓缓向上爬动, 使上肢尽量高举, 到最大限度, 在墙上做一记号, 然后再徐徐向下回原处, 反复进行, 逐渐增加高度, 手指爬墙操作20~40次。

（5）托天: 站立, 两臂侧平举, 两手翻掌, 掌心向上, 两手十指交叉于脸前, 掌心向前上举至头顶, 两手上托, 再向上尽量伸一次, 两手掌心向外, 两臂由两侧下落, 恢复原状, 托天操作20~40次。

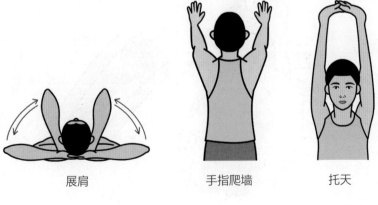

展肩　　　　　　手指爬墙　　　　　托天

（许开波）

四、胸背部

（一） 急性心肌梗死

急性心肌梗死是指急性心肌缺血性坏死，是各种原因造成的心肌局限性或弥漫性炎性损伤，可能是由工作压力大、不良生活习惯如大量吸烟、熬夜等因素引起的。发病前两三天，常会出现心绞痛类前驱症状，它的病情发展迅速、并发症严重、死亡率高，给家庭和社会带来了巨大的负担。预防心肌梗死，我们可以通过积极调整生活方式、坚持运动、戒烟限酒等措施来降低风险。让我们共同努力，保护好自己的心脏健康。

1.什么叫急性心肌梗死

急性心肌梗死是指急性缺血性坏死，大多是在冠状动脉病变的基础上，发生冠脉血供急剧减少或中断，使相应的心肌严重而持久地急性缺血所致。通常原因为冠脉不稳定斑块破裂、糜烂基础上继发血栓形成导致冠状动脉血管持续、完全闭塞。

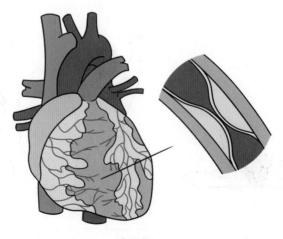

心肌梗死

2. 心肌梗死的易患人群有哪些

高胆固醇血症、高血压病、长期吸烟、糖尿病、肥胖以及有早发冠心病家族史的人群容易得心肌梗死，此外还有主动脉瓣病变、肥厚型心肌病、冠状动脉畸形、心肌桥等患者。

3. 心肌梗死有哪些症状

有 50%～80% 的患者在发病前有乏力，胸部不适，活动时感心悸、气急、心绞痛等前驱症状。

心肌梗死的主要症状为持续且难以缓解的胸痛。疼痛性质为压迫感、紧缩感，伴有濒死感、恐惧感、烦躁不安、大汗，疼痛程度较重，持续时间可达数小时或更长，休息和含服硝酸甘油片不能缓解。疼痛部位主要发生于心前区、胸骨体上段或胸骨后，疼痛可放射到左肩、左上肢、上腹部甚至下腹部。少部分患者无胸痛表现，一发病即表现为急性心力衰竭或休克。

4. 胸痛一定是心肌梗死吗

胸痛可由多种病因引起，心肌梗死只是其中一种病因。常见的病因还有：①胸壁疾病，如：带状疱疹、肋间神经炎、肋骨骨折等。②呼吸系统疾病：胸膜炎、气胸、肺癌等。③其他心血管疾病，如：肥厚型心肌病、主动脉瓣狭窄、心包炎、主动脉夹层等。④纵隔疾病：纵隔肿瘤、纵隔炎等。⑤其他：食管炎、食管癌、肝脓肿和心身疾病等。

根据胸痛疾病的严重程度分类，将胸痛分为致命性和非致命性两大类。致命性胸痛主要包括：心肌梗死、主动脉夹层、肺栓塞、急性心包炎和张力性气胸等。非致命性胸痛主要包括：稳定型心绞痛、胸壁疾病、食管炎、胸膜炎和身心疾病等。

胸痛不一定是心肌梗死，心肌梗死也不一定都有胸痛，要知道，有时候心肌梗死可以没有胸痛，只有腹痛。也要知道，严重的呕吐、腹泻、发热、出汗也可以诱发心脏病。一旦出现胸痛、腹痛，必须高度重视，应第一时间就近就医，如果不及时救治，会造成严重后果，甚至危及生命。

5. 怎样判断得了心肌梗死

易患人群出现典型的胸痛症状,心电图上有心肌梗死的特征性表现,心肌损伤标志物(心肌酶谱、肌钙蛋白等)升高;根据以上情况综合判断是否存在心肌梗死。对于中老年人,突然出现不明原因的休克、严重的心律失常、心力衰竭,都需考虑心肌梗死的可能,短期多次检查心电图、心肌损伤标志物测定等动态观察以确定诊断。强烈建议,每个人都应做一次身体正常状态下的心电图,备份在手机里,用于胸痛时心电图的对比判断。

6. 出现胸痛,如何自救

发生持续胸痛,应立即就地休息,保持舒适体位,立即自救。

(1)既往有高血压、糖尿病、冠心病的患者,可舌下含服速效救心丸或硝酸甘油片,并记住药名和用量,并把这些信息告知急救人员。

(2)拨打120急救电话,拨打电话时要沉着冷静,切勿慌张、语无伦次,主动向120调度员告知:性别、年龄、主要症状、准确的地址和联系电话。保持电话通畅,避免占线,等待救援人员到来。

(3)如果患者出现昏迷,家属需密切关注病情变化,主要观察胸廓或腹部起伏情况,初步判定是否有呼吸,如出现呼吸骤停,应再次拨打120电话,在急救人员指导下对患者进行心肺复苏(胸外心脏按压和人工呼吸)。

(4)准备好相关物品。拨打120电话后家属要准备好医保卡、身份证、钱包、衣物、以往的病历资料等物品。

(5)保持良好的心态,积极配合急救人员,就近入院,切勿延误病情。

(6)牢记两个"120",胸痛中心"快"救命。两个"120"是指:在发生胸痛和急性心肌梗死时一定要第一时间拨打120电话;急性心肌梗死的黄金救治时间是120分钟。救治时间越早,挽救的心肌细胞就越多,真正体现时间就是心肌,时间就是生命。11月

20日为我国的心肌梗死救治日，请大家牢牢记住"11.20"。

7.可以参考的中医治疗方法：

（1）针灸

1）里内庭穴：心肌梗死突发时，可以左脚的大脚趾和二脚趾趾根处的里内庭穴针刺放血，找瘀络处放血更佳。里内庭，经外奇穴名，出自现代《中国针灸学》，位于足跖部，当第2、3跖趾关节前方凹陷处，左右计2穴。此穴位于脚底部，在第2趾根部，脚趾弯曲时趾尖碰到处。第2趾趾根下约2厘米处。

2）内关穴：心肌梗死突发时，可以在左臂下针内关透郄门，用3寸长针，15度平刺内关穴，然后将针往手肘方向透刺至郄门穴。内关为手厥阴心包络之络穴，是八脉交会穴之一，通于阴维脉，内关从心包络上联系着心，它成为保护心脏和调理心病的要穴，是治疗心胸疾患的重要穴道。《神应经》说："心痛腹胀，腹内疾患灸七壮。"《百症赋》说："建里内关扫尽胸中之苦闷。"《标幽赋》说："胸满腹痛针内关。"《兰江赋》说："胸中之病内关担。"以上都是说内关能够治疗心胸诸疾。根据古代针灸家的经验，刺激内关这个重要的刺激点，是可以治疗心脏疾患，以及因心脏疾患引起的循环系统和呼吸系统的症候。

8.急性心肌梗死的治疗

治疗原则是挽救濒死心肌，防止梗死面积进一步扩大，缩小心肌缺血范围，及时处理各种并发症，保护和维持心脏功能，提高患者的生活质量。

（1）急性期卧床休息，保持环境安静。吸氧、建立静脉输液通道。

（2）在重症监护室进行心电图、血压和呼吸等检测。

（3）解除疼痛：常用吗啡、硝酸甘油、美托洛尔等。

（4）抗血栓治疗：抗血小板常用药物有阿司匹林、替格瑞洛、氯吡格雷；抗凝常用药物：肝素或低分子量肝素等。

（5）静脉溶栓治疗（适合ST段抬高型心肌梗死）：常用药物

有阿替普酶、替奈普酶、尿激酶等。

（6）如无禁忌，经皮冠状动脉介入治疗，为心肌再灌注的首选治疗方法。

（7）紧急冠状动脉旁路移植术，俗称"冠脉搭桥"，也是再灌注治疗的一种手段，仅在少部分患者中考虑实施。

（8）并发症的防治（心力衰竭、休克、心律失常、心脏破裂等）。

治疗高血压、糖尿病，严格控制血脂水平，戒烟，控制饮食。康复后有计划、适当地运动锻炼，循序渐进，经过2~4个月的运动锻炼后，酌情恢复部分工作或轻工作，以后部分患者可恢复全天工作，但应避免过重体力劳动或精神过度紧张。目前很多大型三甲医院开设有心脏康复门诊，会根据患者的病情针对性的开具：药物处方、运动处方、营养处方、心理处方、危险因素管理和戒烟处方。

9. 怎样预防心肌梗死

虽然心肌梗死猛于虎，但是我们用积极的心态看待它，是可以做到可防可控的。居家时当出现胸部不适，要多测血压、血糖，注意胸、腹部疼痛情况，一旦有加重，要及时到医院就诊。

日常生活中需要注重几大危险因素的控制。首先注意合理膳食，多吃新鲜蔬菜和水果，少食辛辣油腻食物；戒烟限酒，控制体重，控制血压，调节血脂，控制血糖。

保持精神愉快，避免不良的情绪刺激和保证充足的睡眠、休息，并适当锻炼。

要积极治疗基础疾病，遵医嘱用药和检测，定期复诊。

同时，需要避免暴饮暴食、控制情绪激动、不做剧烈运动、更不要过度疲劳、熬夜等诱因的出现。健康的生活方式和对基础疾病的药物治疗是预防心肌梗死的重要法宝。

（王 茂）

（二）　心肌炎

心肌炎是由病毒、细菌等引起的心肌炎症，早期症状不明显，随后的胸痛、心悸是主要症状之一，重者出现晕厥、心源性休克及猝死。所以预防心肌炎的发生，应该注意个人生活作息、均衡饮食等，保持健康的生活方式。

1.什么是心肌炎

心肌炎是心肌的炎性疾病，是各种原因造成的心肌局限性或弥漫性炎性损伤，可从无症状至出现严重心律失常，急性心功能不全，心源性休克甚至死亡。可见心肌炎性细胞浸润，并伴有邻近的心肌细胞变性坏死。

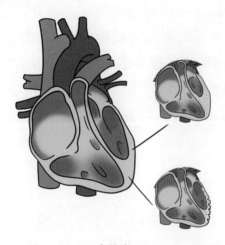

心肌炎

2.心肌炎的病因有哪些

心肌炎的病因分为非感染性和感染性两类。非感染性因素有药物、毒物、放疗、化疗、免疫性疾病等，感染性因素为病毒、细菌、真菌、寄生虫等。其中，病毒感染是心肌炎最常见的病因。

3.哪些人群容易得病毒性心肌炎

病毒性心肌炎在各个年龄段的人群中均可发生，以青壮年发病为多，随着年龄增加，发病率相对会有所下降，男女的发病率相近。

4. 病毒性心肌炎有哪些症状

多数患者在发病前 1～3 周有病毒感染的表现，比如咽痛、肌肉酸痛、发热、咳嗽、倦怠感，或出现恶心、呕吐、腹泻等消化道症状。随后可出现心肌炎的临床症状，典型症状表现为胸痛、心悸、呼吸困难、水肿等，其症状的轻重主要取决于心肌炎症的范围大小和部位，轻者可完全没有症状，重者甚至出现晕厥、心源性休克及猝死。

5. 心肌炎后胸痛该怎么办

病毒性心肌炎目前无特异性治疗，主要根据并发症及检查结果制订治疗方案。若心肌炎后出现胸痛症状，一般考虑合并心肌缺血，发作时可含服速效救心丸或硝酸甘油对症处理，平时可口服辅酶 Q_{10} 等营养心肌的药物治疗。若并发心悸、水肿、呼吸困难等症状，需要及时到医院就诊，在医生指导下治疗，尤其是暴发性心肌炎，病情进展极为迅速，就诊不及时将危及生命。

当出现有心肌炎的早期症状时，可以采用中医小妙招方法治疗，如没有缓解，一定要及时去医院就诊。

（1）按摩

1）按揉心俞穴

位置：肩胛骨内侧，第 5 胸椎棘突下，旁开 1.5 寸处。

按摩方法：取坐位，双手中指指尖分别按于两侧心俞穴，顺时针方向按揉 2 分钟，以局部产生酸胀感为佳。

2）掐按神门穴

位置：掌心向上，腕关节靠小指侧之腕横纹上。

按摩方法：一手拇指尖掐按对侧神门穴约 1 分钟，左右手交替进行，以局部有酸胀感为佳。

3）按内关穴

位置：手臂的内侧中间，腕关节横纹上约 2 拇指宽处。

按摩方法：前臂半屈，用一手的拇指尖按于另一手的内关穴，其食指或中指则按外关穴，向内对按 20～30 次。

（2）代茶饮

1）症见咽痛，发热咳嗽，胸闷气短，心悸心烦，舌尖红、苔薄黄。主要以解毒清热、宣肺宁心为主。

配方：金银花6克，薄荷4克，桔梗4克，竹叶5克。

2）气阴两虚型，症见心悸怔忡，头晕，胸闷气短，神疲乏力，自汗或盗汗，舌尖红、苔薄黄的人群，应主要以益气养阴，养心安神为主。

配方：太子参5克，黄芪4克，麦门冬5克，五味子5克，炙甘草4克。

3）心脾两虚型，症见心悸，气短乏力，胸闷，头昏眼花，失眠多梦，纳呆自汗，舌质淡、苔薄白。主要以健脾养心，益气安神为主。

配方：炙黄芪6克，酸枣仁6克，炙甘草3克。

6. 如何预防病毒性心肌炎

心肌炎多由病毒感染导致。据研究，约有5%的病毒感染者可累及心脏发生心肌炎。因此，预防心肌炎首要预防病毒感染。平时要加强身体锻炼，健康生活作息，避免熬夜劳累，均衡营养饮食，以提高机体对病毒的抵抗能力。春季是病毒性传染性疾病的高发季节，比如流感，春季出行在人群密集处，建议佩戴口罩并做好手卫生，以降低病毒感染的概率。

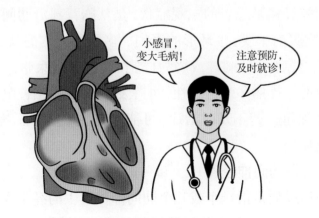

预防心肌炎

7.心肌炎患者如何调整生活作息

（1）心肌炎患者应以静养为主，避免劳累。轻症心肌炎患者应休息 2～4 周，然后逐步增加活动量，重症心肌炎患者处于恢复期后，应休息 6 个月至 1 年，直到临床症状完全消失。

（2）心肌炎患者应以高蛋白、高热量、高维生素饮食为主。多食蔬菜、水果，忌暴饮暴食，忌食辛辣、油炸、熏烤等食品。同时戒烟戒酒，避免心肌炎复发。此外，还可以在中医医师指导下服用西洋参，利于心肌炎的恢复。

8.如何预防心肌炎的发生

（1）注意休息，避免劳累，切忌熬夜。

（2）注意补充营养。发热时要注意水分补充。营养补充要注意均衡、全面、易于消化，补充营养时也切忌大吃大喝。如有心前区不适，禁喝咖啡和浓茶。

（3）心肌炎患者，1 个月内不要进行运动量较大的体育活动，以保证身体有足够的恢复时间。

（王　茂、邓　松）

（三）　肋间神经痛

肋间神经痛是患者的主观症状，是从胸背部沿肋间向斜，向前，下至胸腹前中线，半环形的疼痛。多发于一侧的某支或几支神经。呈刀割样、针刺样或烧灼样剧痛，患者有束带感，有时向肩背部放射。疼痛多为持续性，可阵发性加剧，咳嗽、喷嚏、深吸气时疼痛加重。若不及时治疗，可能引起失眠、抑郁、焦虑等一系列并发症。

1.什么是肋间神经痛

肋间神经痛是指一个或几个肋间部位发生的经常性疼痛，并有发作性加剧。原发性肋间神经痛极少见，继发性者多与病毒感染,毒素刺激,机械损伤及异物压迫等有关。其疼痛性质多为刺痛或灼痛,并沿肋间神经分布。一般根据症状即可判断,但有必要进行胸透、胸椎 X 线摄片、B 超、心电图等检查以排除肝胆、心血管、肺脏疾病。

2. 引起肋间神经痛的原因

（1）中毒或感染:因感染性或中毒性原因而致原发性肋间神经痛者则属少见。其中大多数人是因邻近器官和组织发生病变引起胸神经的刺激、压迫所致。

（2）胸膜炎:由致病因素(通常为病毒或细菌)刺激胸膜所致的胸膜炎症,又称"肋膜炎"。胸腔内可伴液体积聚(渗出性胸膜炎)或无液体积聚(干性胸膜炎)。炎症控制后,胸膜可恢复至正常,或发生两层胸膜相互黏连。临床主要表现为胸痛、咳嗽、胸闷、气急,甚至呼吸困难。

（3）脊柱和肋骨的损伤:由于外界直接或间接因素导致胸椎损伤,在损伤的相应节段出现各种运动、感觉和括约肌功能障碍,肌张力异常及病理反射等相应改变,同时也会造成肋间神经痛。

（4）带状疱疹病毒引起的肋间神经炎:带状疱疹病毒性神经炎引起的肋间神经痛是指疱疹病毒侵犯皮肤及背根神经节,在其神经支配区的皮肤上产生成群的水疱和丘疹,而以水疱为多见,按肋间神经分布排列呈带状,同时伴有一个或几个邻近肋间神经分布区的神经痛。发病时有低热、疲倦、食欲缺乏等前驱症状,继而局部出现感觉过敏、烧灼感或程度不等的胸腹壁深部疼痛。

3. 肋间神经痛常见的症状是什么

肋间神经痛主要为一个或几个肋间的经常性疼痛,时有发作性加剧,有时被呼吸动作所激发,咳嗽、喷嚏时疼痛加重。疼痛剧烈时可放射至同侧的肩部或背部,有时沿肋间呈带状分布。检查时可发现相应皮肤区的感觉过敏和相应肋骨边缘压痛,于肋间神经穿出椎间孔后在背部、胸侧壁、前胸穿出处尤为显著。有些患者可发现各种原发病变的相应症状和体征。

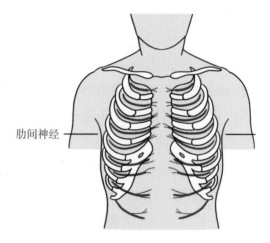

肋间神经

肋间神经炎

4.得了肋间神经痛我该怎么办

肋间神经痛患者在转身、高声笑、深深呼吸、打哈欠、咳嗽及打喷嚏时往往引起疼痛发作，因此要注意避免这些诱因的发生，以减少诱发疼痛的因素。注意休息，劳逸结合，提高自身免疫力、抵抗力。多吃蔬菜、水果、瘦肉等清淡而富有营养的食物。平时要合理安排工作和生活，尽量多休息，避免过度劳累。当因持续疼痛出现烦躁不安、暴躁易怒、失眠多梦等情绪时，调整好心态，积极配合治疗。

原发性肋间神经痛可按神经痛的一般疗法治疗，如各种止痛剂的使用、理疗等。当无效时可考虑肋间神经阻滞治疗。

对于带状疱疹的皮肤损害可以外用保护干燥剂，如樟脑扑粉、炉甘石洗剂，5%雄黄酊外用亦有消炎止痛作用；适当使用维生素 B_1、维生素 B_{12} 和肾上腺皮质激素常有良好的效果。

还可以采用中医小妙招来缓解疼痛：

（1）针灸

取穴位：阳陵泉，用 2 寸毫针，捻转进针约 1.2 寸，得气后施以捻转泻法。丘墟，患者取坐位或仰卧位，交叉取穴，直刺 1～

1.5 寸,持续大幅度捻转至痛止,留针半小时,每隔 10 分钟捻转 1 次,每日 1 次。照海,用 2 寸毫针,在照海穴直刺 1～1.5 寸,行泻法,每日 1 次。心肺穴(全息穴),用全息诊法寻找相应敏感点,皮肤常规消毒,取 1.5 寸毫针,垂直针刺 1 寸左右,行捻转提插强刺激手法,得气后留针 30 分钟,每日 1 次。

（2）按摩

1）预备式:取坐位,腰微挺直,双脚平放与肩同宽,左手掌心与右手背重叠,轻轻放在小腹部,双目平视微闭,呼吸调匀,全身放松,静坐 1～2 分钟。

2）推擦大椎穴:将右手 4 指并拢,紧贴在大椎穴上,适当用力反复推擦 0.5～1 分钟,至局部发热为佳。

3）揉按肩井穴:将一手中指指腹放在对侧肩部肩井穴上,适当用力揉按 0.5～1 分钟。双肩交替进行。

4）掐合谷穴:将一手拇指指尖按在另一手的合谷穴上,其余 4 指附在掌心,适当用力掐压 0.5～1 分钟,以有酸胀感为佳。双手交替进行。

5）按揉曲池穴:将一手拇指指腹放在对侧曲池穴上,其余 4 指附在肘后,适当用力按揉 0.5～1 分钟。双手交替进行。

6）合按内关、外关穴:将一手中指和拇指指腹放在对侧的外关穴和内关穴上,两指对合用力按压 0.5～1 分钟。双手交替进行。

7）掌揉膻中穴:将一手掌掌根紧贴膻中穴,适当用力做顺时针摩揉 0.5～1 分钟。以局部发热为佳。

8）分推胸肋间:双手指张开呈爪状,将指尖附于同侧胸骨旁肋间处,适当用力从胸前正中线沿肋间向两侧分推 0.5～1 分钟。

9）分推肋下:将双手 4 指并拢,分别放于同侧剑突旁,沿肋骨分推 0.5～1 分钟。

10）按揉缺盆穴:一手半握拳,中指伸直,将中指指腹放在对侧缺盆穴上,适当用力按揉 0.5～1 分钟,以肩部有酸胀为佳。两侧交替进行。

以上手法每天操作 1～2 次。在治疗前应明确疼痛的原因,以排除按摩禁忌证。按摩时手法操作宜轻柔,一般可缓解疼痛。

保持心情愉快,忌急躁、恼怒。查明病因,针对原发病因及时治疗。

5.肋间神经痛吃什么食物好

(1)宜清淡饮食,忌油腻食物,多吃一点瘦肉、动物的肝脏;多吃一些富含 B 族维生素,营养神经的食物,比如玉米、大豆、高粱等。

(2)多吃新鲜的水果和蔬菜,比如苹果、橙子、菠萝、橘子等。多吃一些生菜、油菜、白菜、菠菜等,水果和蔬菜里面含有丰富的维生素 C,能够增强机体的抵抗力。

(3)要注意优质蛋白质的摄入,提高机体的抵抗能力。

(4)肋间神经痛的患者不要喝酒、不吃辛辣刺激性的食物,以免导致机体免疫功能的紊乱。

(许开波)

(四) 胸膜炎

胸膜炎是胸膜组织受到病毒或细菌感染,或因机械性刺激而引起的炎症,容易在秋冬季节高发。若因受凉而出现咳嗽、胸闷、胸痛等症状,甚至在吸气时感到难以忍受的疼痛,伴有活动后呼吸困难,应及时就医,遵医嘱用药,同时注意保暖,避免寒冷和湿冷环境,以免病情加重。

1.什么是胸膜炎

胸膜炎是一种常见的胸膜疾病,又称为肋膜炎,是各种原因引起的胸膜炎症反应。分为干性胸膜炎（胸腔内无积液）和渗出性胸膜炎（胸腔内有积液）。

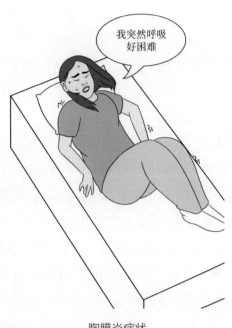

胸膜炎症状

2.胸膜炎是怎么引起的

引起胸膜炎的原因很多，主要有以下几点：

（1）感染性胸膜炎：细菌、真菌、病毒、寄生虫等感染引起的胸膜炎，最常见的为结核分枝杆菌感染引起的结核性胸膜炎。

（2）肿瘤性胸膜炎：胸膜间皮瘤、肺癌、乳腺癌、淋巴癌等恶性肿瘤均可引起胸膜炎，且预后较差。

（3）自身免疫性胸膜炎：由类风湿关节炎、系统性红斑狼疮等自身免疫性疾病引起的胸膜炎。

（4）损伤引起的胸膜炎：肋骨骨折、穿刺伤等引起的胸膜炎。

（5）吸入刺激性物质（石棉等）、药物过敏、代谢性疾病也可引起胸膜炎。

3.胸膜炎都有哪些表现

胸痛是胸膜炎最主要的表现，常突然发生，程度差异较大，多为刺痛或牵拉痛，也可表现为胀痛、不明确的不适，常在打喷嚏、深吸气、咳嗽、翻身等改变体位时疼痛会加重，在屏住呼吸或按压疼痛部位时会减轻，疼痛部位多为胸膜病变处，也可表现为颈肩部、腹部的疼痛。

胸膜炎还可能有咳嗽、胸闷、气促、呼吸困难、畏寒、发热、乏力、盗汗等表现。

4.胸膜炎该怎么治疗

胸膜炎的治疗个体差异大，需要针对病因进行治疗，还要结合症状给予对症治疗，用药不存在绝对的最好、最有效，应在医师指导下给药。如：细菌感染时需予抗生素治疗，结核性胸膜炎需抗结核治疗，恶性肿瘤引起的胸膜炎需抗肿瘤治疗，自身免疫性疾病引起的胸膜炎需要积极治疗自身免疫性疾病。出现大量胸腔积液（即胸水）时，需行胸腔穿刺术引流胸腔积液，有胸痛、发热、咳嗽等症状时可给予止痛、退热、止咳化痰等药物对症治疗。

胸膜炎早期可以采用中医小妙招来缓解疼痛：

（1）按摩

1）自我按摩法：患者取坐姿或仰卧平躺，两手五指张开，每一根手指都按在肋骨的间隙上，沿着肋骨的走向从中间向两侧擦摩，如此反复 50 次；然后，双手呈虚握空拳状，用四指及掌面轻轻叩打胸部约 1 分钟；最后，患者坐直，两臂交叉使双掌拇指紧贴胸前，食指和中指贴紧腋下，相对用力从两侧向中间提拉胸肌约 1 分钟。

2）胸部按摩法：脱去外衣，将两手搓热后轻盈地按压两侧的胸部和腋下，直到胸部发热为止，每日 2～3 次，每次 5～10 分钟。按摩后，应该及时穿上衣物，以免因受寒而引起感冒及其他疾病。

（2）药膳

1）萝卜蜂蜜饮：白萝卜 100 克，蜂蜜适量。把去皮的白萝卜用适量的水煮熟，再用蜂蜜调味，连汤服用，每日 1 次，连服 15～20 天。适用于胸膜炎患者。

2）葶苈子炖羊肺：羊肺 250 克，葶苈子 30 克，大枣 20 克，把葶苈子用纱布包好，与大枣、羊肺一同放入锅中，加水用文火煮熟，捞取出葶苈子包，再加入适量的糖、食盐和鸡精调味，此为 1 日量，分 1～2 次食用。适用于胸膜炎患者。

3）清汤猪骨：猪骨 200 克，香菜末、胡椒面、口蘑片、青豆、酱油、料酒、味精各少许，食盐适量，鸡汤 300 克，将砸开的猪骨加入适量的清水煎沸 1 小时，捞出猪骨，加入口蘑片、青豆、鸡汤及调料，开锅后撇去浮沫，等到青豆煮开后，起锅后盛入汤碗内，再撒上香菜末、胡椒面即可，佐餐食用。养肺补虚，猪骨性平，有益肺、化痰等功效。肺结核、胸膜炎患者经常服用猪骨，能增强对结核分枝杆菌的抵抗力，促进病灶的好转或愈合。

4）燕麦猪肉粥：燕麦 100 克，瘦猪肉 50 克，将猪肉洗净后，剁成肉馅，加水与燕麦一起煮粥即可，分 2 次服用。适用于渗出性胸膜炎所引起的盗汗、低热患者。

5.胸膜炎可以治好吗

感染引起的胸膜炎一般都是可以治好的，预后良好，少部分结核性胸膜炎耐药后会出现反复加重的情况，恶性肿瘤引起的胸膜炎需要积极针对肿瘤进行治疗（放疗、化疗、靶向治疗、免疫治疗等），一般预后较差。

6.胸膜炎患者该怎么调养

（1）卧床休息，采用患侧卧位，戒烟戒酒，不要熬夜、保证充足的睡眠。

（2）保持心情舒畅，避免剧烈运动，可适当做呼吸功能训练：深呼吸、吹气球等。

（3）多喝水，注意饮食，尽量不要吃辛辣刺激性食物，可以多进食富含蛋白质、维生素的食物，如：牛奶、鸡蛋、瘦肉、猪肝、鱼肉、蔬菜、水果等。

7.胸膜炎病的预防

（1）对于患有内科基础疾病者，一定要积极、彻底地治疗肺部内外及呼吸系统疾病。

（2）坚持体育锻炼活动，增强体质，提高身体免疫抗病能力。注意休息，坚持劳逸结合。

（3）日常生活中，适当补充人体所需的营养元素，忌辛辣刺激性食物，要戒烟、戒酒。

（4）尽量避免病毒感染，流行病多发季节尽量少去公共场所。

（施　雯、李海波、邓　松）

（五）肺栓塞

肺栓塞是一种常见的肺血管疾病，其特征是各种栓子阻塞肺动脉系统，导致肺部血管阻塞。当突然出现胸痛和呼吸急促，轻者可能没有症状，但重者可能在到达医院之前死亡。这是一种"要命"的疾病，因此务必及时到医院就诊。

1.什么是肺栓塞

肺栓塞是由各种栓子阻塞肺动脉系统所引起的疾病或临床综合征的总称。这种疾病经常发生在住院期间，容易被大家忽视，因此被称为"沉默的杀手"。肺栓塞的发病原因包括血栓栓塞、脂肪栓塞、羊水栓塞和空气栓塞等。这是一种严重的疾病，需要及时治疗。

2.哪些人容易患肺栓塞

高龄、肥胖、有肿瘤、静脉曲张病史者，卧床时间长、长时间静坐、妊娠、产后状态等均是肺栓塞的高危因素。

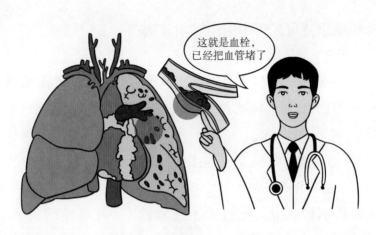

肺栓塞

3.肺栓塞有什么表现

肺栓塞的表现多种多样,其中胸痛、咯血和呼吸困难是经典的三联症。胸痛的发生率约为70%,可能是胸膜性胸痛或心绞痛性胸痛。呼吸困难是肺栓塞最常见和重要的症状,发生率为80%～90%。咯血的比例不到30%,但出血量一般不多,多在肺栓塞发生24小时后出现。有些肺栓塞是以晕厥为唯一首发症状,多表现为一过性意识丧失。约一半的患者可以出现烦躁不安、惊恐和濒死感,还可出现咳嗽、心悸、腹痛、猝死等。

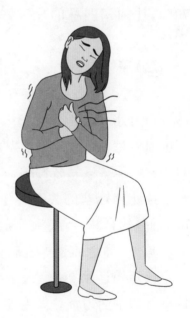

肺栓塞表现

4.肺栓塞怎么治疗

肺栓塞的治疗包括一般治疗、药物治疗和手术治疗。患者应该卧床休息,避免用力排便、情绪激动、剧烈运动。低氧血症或呼吸衰竭的患者应给予吸氧、呼吸机辅助通气,可予镇痛、止咳、镇静等对症治疗。药物治疗包括抗凝药物和溶栓药物的治疗,必要时可予外科手术将栓子取出。

肺栓塞康复可采用中医小妙招方法：

（1）药膳

麻油番茄汤：番茄 300 克、芝麻油 30 克。将番茄洗净，去皮，连籽切成片；加适量水然后倒入芝麻油一起煎煮，取汁，一日吃两次。

据研究报道：番茄是天然的血栓溶解剂。芝麻油中天然维生素 E 也有溶解血栓的作用。番茄还含番茄红素能抗氧化，抗动脉粥样硬化，有利于预防肺栓塞，并可作肺栓塞患者的辅助疗法。4 个番茄中番茄因子就可使血小板的活性降低72%，比阿司匹林的疗效好，且无引起胃黏膜损伤和出血的副作用。

（2）茶饮

三参三七茶：西洋参 5 克，丹参 5 克，苦参 5 克，三七 3 克，冲入白开水，加盖闷泡 15～20 分钟开始饮用。代茶饮。适用于气虚血瘀型，胸闷、气短、发力，舌下瘀斑瘀点。

5.肺栓塞该怎么预防

预防肺栓塞的关键在于控制体重、戒烟戒酒、忌食辛辣、过咸、油腻的食物，保持大便通畅，避免腹腔压力增高，如果患有下肢静脉炎、静脉曲张等疾病，要积极治疗。此外，日常作息规律，还应该适当运动、避免久坐久站，不熬夜，不吸烟，不久坐，并保持良好的生活习惯。要有定期体检意识，早发现早治疗。

（施　雯、李海波）

（六）气胸

气胸是指气体进入胸膜腔，造成积气状态。多因肺部疾病或外力影响使肺组织和脏层胸膜破裂，或靠近肺表面的细微气肿泡破裂，肺和支气管内空气逸入胸膜腔。气胸的表现就是呼吸困难，一侧胸痛。如果未及时治疗，严重的气胸可能导致死亡。

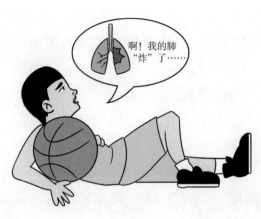

气胸

1.什么是气胸

气胸是指肺部或胸膜的空气进入胸腔，导致肺部或胸膜受到压迫，影响呼吸功能，严重的气胸未得到及时有效治疗，极可能导致死亡。有些气胸是自行发生的，没有任何外界因素影响，叫自发性气胸；有些气胸是因为外伤发生的，比如贯穿胸壁的外伤、肋骨骨折等；有些气胸是由医疗操作引起的，比如经皮肺穿刺活检、胸腔穿刺等。

2.气胸会引起胸痛吗

气胸引起的胸痛一般是突然发生的一侧胸痛，类似针刺或刀割，持续时间短暂，部分人有持续性胀痛表现，并且在咳嗽、深呼吸时会加剧。

气胸患者通常伴有胸闷、气促、呼吸困难、咳嗽、心悸等表现，有的甚至出现神志改变，咳嗽多为刺激性干咳，单侧卧位可缓解胸闷、呼吸困难等症状。

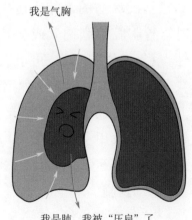

气胸

3.哪些人容易发生气胸

男性比女性更容易发生气胸,特别是长得高而且体形消瘦的青年、有肺部基础疾病的患者(如:慢性阻塞性肺疾病、肺炎、肺结核、肺癌、肺大疱等),且曾经发生过气胸的患者更容易发生自发性气胸。

4.自发性气胸的诱发因素有哪些

提拿或高举重物、剧烈运动、用力咳嗽、排便、大声喊叫、大笑等均可诱发气胸。

5.吸烟对自发性气胸有没有影响

吸烟对气胸的发生是有影响的,吸烟越多,发生气胸的风险越大。

6.怀疑自己发生了气胸怎么办

如果在运动、劳作的过程中突然出现一侧胸痛,怀疑自己发生了气胸,应立即停止运动,就地休息。有呼吸困难、心慌、胸闷表现的时候,要立即拨打"120"电话求救,没有呼吸困难、心慌的表现,也要尽量少走动,马上到医院就医。

7.气胸该怎么治疗

单纯的少量气胸患者,症状轻可以不吃药,卧床休息,给予吸氧等处理,气胸可自行吸收。若有咳嗽、胸痛等症状时,予止咳、止痛等对症治疗,合并细菌感染时需要使用抗生素治疗。有其他基础疾病的老年人,需要医生综合评估后给药。大量气胸时需行胸腔穿刺抽气或胸腔闭式引流术引流。内科治疗效果欠佳,反复发作的气胸,可予胸腔镜等手术治疗。

也可以采用中医小妙招来辅助治疗:

(1)针灸:选取大椎、肺俞、身柱、风门、外关、肾俞等穴。先在上述各穴用艾条温灸 10～15 分钟,以局部皮肤红晕为度,后拔罐,留罐 15 分钟,每日 1 次,10 次为 1 个疗程。

(2)药膳

1)红糖姜枣汤

材料:生姜 15 克,红枣 30 克,红糖适量。

用法：生姜去皮切成细丝，红枣洗净去内核。将红糖、生姜、红枣放入锅中，加水煎煮。一天1剂，分顿服用半碗，温服出微汗效果更佳。

具有益气补血、健脾暖胃、缓中止痛、活血化瘀的功效。

2）鲜梨贝母

材料：鲜梨约300克，贝母6克，白糖适量。

用法：将梨洗净去皮，对半剖开去核；把成末贝母及白糖填入挖去梨子核的部位，将两半梨合起放在碗内蒸熟。早晚各吃1个梨。

具有清热化痰，益气解表功效。

3）沙参玉竹莲子百合汤

材料：沙参50克，玉竹、莲子、百合各25克，鸡蛋1个，冰糖适量。

用法：将沙参、玉竹、莲子、百合洗净，放入锅中水浸泡30分钟，然后置于武火上，将鸡蛋连壳一起下锅，同炖半小时，取出鸡蛋除壳，再用文火继续炖煮20分钟至药物软烂。食鸡蛋饮汤，也可酌加冰糖调味。

具有滋阴清热、润肺止咳功效。

8.发生气胸怎么预防

（1）饮食宜清淡，忌食生冷、油腻、辛辣之品。多吃新鲜的水果、蔬菜，多饮水，早睡早起，保持大便通畅，不要熬夜，适当锻炼，增强自身免疫力。

（2）戒烟，保持心情舒畅，避免情绪激动、剧烈运动、劳累、剧烈咳嗽，注意防寒保暖、避免受凉、预防感冒。

（施　雯、李海波、邓　松）

五、腰腹部

(一) 腰椎间盘突出症

腰椎间盘突出症是腰腿痛的主要原因，它是由于腰椎间盘变性，纤维环破裂后髓核刺激或突出压迫神经根、马尾神经，造成以腰腿痛为主要表现的疾病，俗称"腰突症"。常常引起腰腿痛，给患者的工作和生活带来诸多痛苦，甚至造成残疾，丧失劳动能力。腰椎间盘突出症是常见、多发病，而且康复难度较大，平时极需要改变不合理的生活方式来预防其发生。

1.什么是腰椎间盘突出症

腰椎间盘突出症的基本病因是腰椎间盘的退行性变。腰椎间盘发生退行性改变后，在外力作用下，纤维环部分或全部破裂，单独或者连同髓核、软骨终板向外突出，刺激或压迫窦椎神经和神经根以及马尾神经，所表现出来以腰腿痛为主要症状的一系列临床症状和体征。腰椎间盘突出症是常见病和多发病。本病多发于青壮年，尤其是体力劳动者或长时间坐立工作者，在日常生活和工作中，长期的腰部用力不当、姿势和体位不正确等都会加重退行性变的程度。患者感觉非常痛苦，严重者可出现大小便功能障碍，甚至导致截瘫，对患者的生活、工作和劳动均可造成很大影响。中医认为腰椎间盘突出症的发生，主要是由于肾虚所致抗病能力差，外加风寒湿邪侵袭所致。

2.发生腰椎间盘突出症的原因

（1）腰椎间盘的退行性改变：在正常情况下，椎间盘经常受体重的压迫，加上腰部又经常进行屈曲、后伸等活动，易造成椎间盘，尤其是下腰部的椎间盘较大的挤压和磨损，从而产生一系列的退行性改变。随着年龄的增长，纤维环和髓核的含水量逐渐下降，髓核失去弹性，退行性变程度就越大。最终椎间盘发生破裂，髓核、纤维环甚至终板向后突出，严重者压迫神经产生症状。

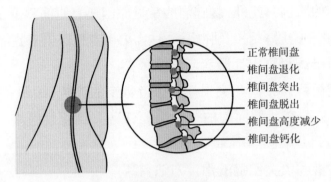

正常椎间盘
椎间盘退化
椎间盘突出
椎间盘脱出
椎间盘高度减少
椎间盘钙化

腰椎间盘突出症

屈曲腰部　　　　　后伸腰部

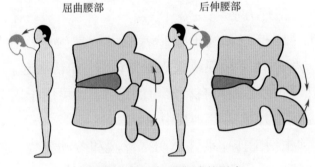

腰部姿态变化时对椎间盘的影响

（2）腰部损伤：长期腰部用力不当、过度用力、姿势或体位的不正确会引发该疾病。例如，装卸工人长期弯腰提举重物，驾驶员长期处于坐位和颠簸状态。这些长期反复的外力造成轻微损害，都日积月累地作用于腰椎间盘，会加重退行性变的速度。

（3）先天发育异常：如妊娠期间腰骶部发育异常，出现腰椎骶化、骶椎腰化和关节突不对称等情况，使下腰椎承受异常应力，均会增加椎间盘的损害。

3.腰椎间盘突出症状有哪些

主要表现腰背部的疼痛，下肢发冷、发凉，足背动脉减弱等。腰椎间盘突出症的患者疼痛轻重不一，重者影响翻身、站立和行走，疼痛沿坐骨神经分布区呈放射痛，病史长者，小腿后外侧及足跟、足掌等处会有麻木感和感觉减退。

4.腰腿痛就是腰椎间盘突出症吗

不一定是,腰椎间盘突出症是引起腰腿痛最常见的原因,但并不是唯一的原因。此外,腰腿痛的常见原因还有肌筋膜炎、腰椎管狭窄症、腰椎滑脱、结核及肿瘤等,这需要由专科医生来鉴别。

5.腰椎间盘突出症患者应该怎么办

如何解除腰椎间盘突出症给患者带来的痛苦,缓解和改善腰部症状,是摆在我们面前的一个首要任务。到正规医院疼痛科、骨科治病,以免延误病情。

6.腰椎间盘突出症的治疗方法有哪些

目前,医学界对腰椎间盘突出症的治疗方法分为三大类:

(1)保守治疗方法

适应证:腰椎间盘突出症患者的病情常为进行性加重,非手术治疗一般适用于轻症或疾病早期阶段,如初次起病、症状较轻、病程较短或休息后可自行缓解的患者;也可用于因个体情况不能实行手术治疗的患者。其中包括:

1)日常生活工作中要注意防寒保暖和劳动姿势。如劳动时由地面提起重物,应当像举重运动员提起杠铃时一样,先下蹲,然后双臂握紧重物后起立,再移动双腿搬运到指定地点,再下蹲放下重物。不正确的动作是直腿弯腰双臂握紧重物后,以腰部的力量将重物提起后放下。尤其是提物同时再加上身体旋转,那时腰椎的损伤就更为严重。

2)卧床休息,睡眠时宜卧较软一点的硬板床。睡有一定硬度的床可消除负重和体重对椎间盘的压力,有利于腰痛症状缓解。但如果直接睡硬木板,不能配合人体脊椎的正常曲线,腰部得不到支撑,就会出现腰酸背痛等症状。故床板上要垫3~5厘米的棕垫和棉絮。

3)局部热敷,有利于增加局部组织的血液循环。

4)牵引,适用于中青年患者。

5）中频电、HYJ 微波、冲击波、干扰电疗法。配合少量的中西药内服和外用。

也可以采用中医小妙招来缓解疼痛：

1）艾灸法：选取阿是穴及腰夹脊（腰椎穴下旁开 0.5 寸处）、至阳、腰阳关、关元俞、承扶、环跳、委中、阳陵泉、昆仑等穴进行艾灸治疗。采用温和灸法，每天 1～2 次，每次 30～40 分钟。10 天为 1 个疗程，歇 2～3 天进行下一个疗程。

2）按摩：取昆仑、涌泉、隐白、大敦穴。先分别按揉昆仑、涌泉穴各 10 分钟，再分别揉压隐白、大敦穴各 5～10 分钟。坚持每天按揉 2～3 次。力量适中按摩，不要反复推拿按摩。

3）药膳

①甲鱼补肾汤

材料：甲鱼 1 只，枸杞、山药各 30 克，熟地 15 克，红枣 10 克，生姜 3 片，盐适量。

用法：甲鱼切块；山药洗净去皮，切小块；红枣洗净去核，撕成两半；三者与枸杞、熟地、生姜片共入炖盅，加适量水，武火烧沸后改文火炖 1 小时。随量饮汤吃肉，隔日 1 剂。

适合于肾阴亏虚，气血不足型腰椎间盘突出症患者。

②三七炖牛蛙

材料：三七 5 克，牛蛙 2 只，红枣 20 克，清水适量。

用法：将牛蛙宰杀，去皮和内脏，清水洗净，切块；红枣洗净去核，撕成两半。将牛蛙与红枣、三七共煮，先用武火煮至汤汁沸腾，然后文火慢炖 1～2 个小时至汤浓肉烂，即可饮汤吃肉。

适合于气虚血瘀、脾胃虚弱型腰椎间盘突出症患者。

③板栗红枣炖鹌鹑

材料：板栗 50 克，红枣 10 克，鹌鹑 1 只，盐适量。

用法：将鹌鹑宰杀去毛（不放血），去内脏（只保留心、肝脏），洗净；板栗洗净打碎；红枣去核，将所有食材放入炖盅内，注入清水 250 毫升，用武火煮沸 15 分钟，改用文火炖 90 分钟致鹌鹑熟烂即可,食时加盐调味,饮汤吃肉。

具有补脾健胃、补肾强筋、益气生津功效,适合于腰椎间盘突出症者或手术后身体虚弱、气短倦怠、纳差便溏患者。

（2）介入治疗方法

其中包括:

1）椎间盘胶原酶化学溶解疗法,是将胶原酶注射到椎间盘突出的部位,利用胶原酶对椎间盘中胶原组织的特异性溶解作用,使突出的椎间盘髓核变小、消失,从而解除神经压迫,改善临床疼痛症状。

2）椎间盘臭氧消融术,医用臭氧是一种臭氧和氧气的混合强氧化剂,具有:①强氧化作用;②抗炎作用;③镇痛作用。能迅速使炎性化学物质失活而达到镇痛作用,椎间盘容积的微小变化,髓核被氧化后体积逐渐缩小、固缩,对神经根的刺激会减轻或消失。

3）椎间盘射频消融术,是将射频针穿刺到突出椎间盘的突出物内加温,使突出物发生蛋白凝固、突出物内压降低而回缩,同时修复纤维环,缓解对神经的压迫与刺激,达到明显缓解疼痛的作用。

（3）手术治疗

适应证:患者的病情程度和意愿是决定手术治疗的重要因素。对于腰椎间盘突出症病史超过 6 周至 3 个月,经保守治疗无效的患者;腰椎间盘突出症出现神经根麻痹或马尾神经压迫,表现为神经支配区域的浅感觉减退、关键肌肌力下降、尿便功能障碍的患者,应进行手术治疗。

根据腰椎间盘突出症的个体差异选择合适的手术方式十分重要,手术方式可分为非融合技术和融合技术。非融合技术包括传统开放性椎间盘摘除术、孔镜微创椎间盘摘除术以及腰椎人工椎间盘置换术。融合技术包括传统开放融合技术及微创融合技术。多项系统评价结果表明,对于单纯腰椎间盘突出、无腰椎不稳,且经保守治疗后无效的患者,行开放性手术摘除椎间盘可有效缓解症状。

7.怎样康复训练与防治

人们常说,疾病是"三分治,七分养"。腰椎间盘突出症患者除了被动地接受医生治疗之外,主动地锻炼和自疗也是治疗疾病的一种重要方式。预防是重中之重,在注意工作生活中,应贯穿腰椎间盘突出症防治的细节。

(1)要有良好的生活习惯,做好腰背部保暖、避免受凉、潮湿,当受凉受寒以后,局部的肌肉会痉挛,血液循环会差,会加重腰椎间盘突出症。

避免长时间的久坐,站立。无论是久坐还是久站,都会增加腰椎间盘的压力,所以坐1小时起来活动一下,可缓解腰背肌疲劳,并使腰椎压力重新分布,保持正确的身体姿势,不要过度弯腰拿取重物。女性少穿高跟鞋、适当补钙。适当锻炼,可以慢跑、游泳、作抱膝动作、避免剧烈运动、控制体重。

(2)平时生活中尽量用屈髋、屈膝来代偿腰的活动,减轻长期弯腰增加椎间盘的压力和负担。因此建议在急性期戴上腰围,可通过限制脊柱活动缓解疼痛,而慢性或恢复期不要再戴,长时间的佩戴会导致肌肉萎缩,会加重腰肌疾病导致恶性循环。

避免外伤,颠簸。如乘坐汽车,遇路不平颠簸,出去玩时坐游艇、快艇,颠簸后会导致椎间盘压力,出现疼痛。睡觉避免睡过软的床,选择中等硬度床垫,可改善腰部功能,也是常规的腰部保护措施之一。

(3)腰椎间盘突出症患者行核心肌群训练可缓解腰部疼痛,并改善功能。

1)提倡患者游泳,如果不会游泳,做飞燕背伸锻炼,即俯卧位,抬高头颈部两个胳膊两只腿翘起来,让腰肌达到一个收缩。

2)五点支撑法:仰卧位时,用头部双手双足五点支撑,然后缓慢将臀部抬离床面,保持10秒,重复20次,不要过于劳累。

3）三点支撑法：仰卧位时，头部双足三点支撑，臀部抬离床面。

居家常见的身心训练方法，有腰椎适能锻炼，采用平板支撑、能增加腰背肌包括腹肌的力量，减轻椎间盘的压力，避免椎间盘突出的发生。还有静坐呼吸以及精神集中等综合性训练，舒缓全身肌肉及提高人体躯干控制能力，利于核心肌群稳定。

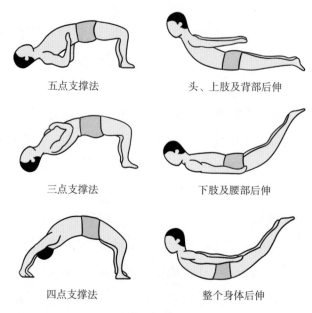

五点支撑法

头、上肢及背部后伸

三点支撑法

下肢及腰部后伸

四点支撑法

整个身体后伸

腰背肌锻炼方法

（4）心理疗法：腰椎间盘突出症患者术后通常有轻度的焦虑及抑郁情绪，认知行为疗法可在短期内改善腰痛；鼓励患者要有一个良好心态，注意腰部的保护和适能锻炼。

（秦　燕、许开波）

（二） **腰背痛**

腰背部疼痛是一种常见的临床表现，原因非常多。如腰背肌劳损、肌筋膜炎、胸椎腰椎病变、小关节病变等，还有一些脏器病变也可引起腰背痛。话说牙疼要人命,腰痛也差不多要半条命,人们常常因为剧烈疼痛严重影响到工作和生活。

1. 什么是腰背痛

腰背痛是腰背部的疼痛为主要表现的临床症状统称,可伴有下肢放射样疼痛。它不是一个单一的疾病,而是许多疾病共有的症状,它可见于内科、外科、妇科等多种疾病,同时,也受自身及环境多方面的影响。

2. 为什么会引起腰背痛

人体的脊柱由颈、胸、腰、骶等26块椎骨及周围包绕着韧带、肌肉、肌腱和筋膜组成,关节结构等非常精密、巧妙、复杂。从侧面看,人直立时脊柱呈S形弯曲,骨盆相对于地面倾斜,在这种状态下身体受向前移动力的作用使腰部负担过重。所以很容易因为任意部位结构受损而会引起疼痛。

常见有腰椎间盘突出症及其他原因导致的神经根受挤压或牵拉会引起腰背痛。感染、肿瘤、骨质疏松、骨折、脊柱畸形、脊柱关节炎、强直性脊柱炎等明确的病理过程也可致腰背痛。痛经、子宫肌瘤、卵巢囊肿、不孕不育、围绝经期(即更年期)综合征、内分泌失调等也可引起腰背痛。

3. 腰背痛常见的症状有哪些

腰背疼痛常呈延续状发生,从症状上观察,脊柱骨关节及其周围组织病变或腰背肌劳损与胸背或腰骶部纤维织炎完全相似,多见于潮湿、寒冷条件下的工作者,常表现为紧绷感、乏力,酸痛、胀痛,还有的出现刺痛、灼痛,症状反复发作,疼痛可随劳累程度、气候变化而变化,于活动劳累、阴雨天受凉时加重,卧床休息后减轻。颈、腰部各方向活动基本正常,但常有牵制不适感。

4. 腰背痛的常见原因有哪些

(1)不良姿势:姿势不正确时下腰部劳损,使其更易受损伤,绝大部分腰背痛是因为没有正确运用腰背部而引起的,特别是久坐且不注意正确姿势。常见于弯腰抬重物、含胸驼背、躺卧沙发、卧床看书、头离桌面太近等。

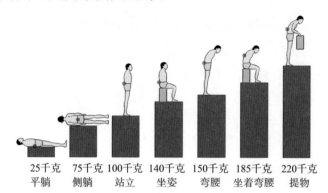

| 25千克 | 75千克 | 100千克 | 140千克 | 150千克 | 185千克 | 220千克 |
| 平躺 | 侧躺 | 站立 | 坐姿 | 弯腰 | 坐着弯腰 | 提物 |

不同姿势腰部受力情况

注：对于一个体重70千克的人体来说，身处不同姿态下，第三腰椎间盘所承载的重量（如图所示）。

对于久坐者而言，腰部直立时可能承受 140 千克的负荷，腰部前倾且手持重物负荷可达 220 千克以上，长时间坐位，腰部肌肉紧张，血液循环差，局部供氧不足，代谢产物堆积，从而形成损伤性炎症，久而久之即出现腰痛。

（2）脊柱疾病：脊柱骨关节及其周围组织病变，如软组织炎症、退行性改变及神经病变。常见于腰椎间盘髓核突出压迫神经，可引起大腿后侧、小腿外侧等疼痛。

（3）骨质疏松：随着年龄增长，如果补钙和运动锻炼不注意，会发生骨质疏松症引起腰背痛。主要表现为久坐、站立后疼痛加剧，坐下、躺下后减轻；日间疼痛轻，夜间和清晨重。

（4）消化疾病：常见于胆囊炎、十二指肠溃疡或穿孔、急性胰腺炎等引起腰背疼痛。

（5）泌尿生殖问题：肾炎、盆腔炎、子宫肌瘤、泌尿结石等也可引发腰背疼痛，主要表现为酸胀、下坠、腰肌无力等，睡觉翻身疼痛加剧。

（6）心脏病前兆：大部分心搏骤停患者发病前 1 个月常常出现腰背疼痛等预警性症状。

（7）癌症转移：肺癌、肾癌等恶性肿瘤患者，如出现不明原因的腰背疼痛，要及时排查癌细胞是否发生转移。

5.哪些人容易犯腰背痛

运动员、驾驶员、战士、医生、护士、老师、设计人员、公务员、公司文秘、IT从业者以及强体力劳动者，长期在矿山、冷库等环境中工作的人员，夏季长期在空调室工作人员等。

6.腰背痛怎样正确看医生

首先了解就诊医院，咨询分诊台选择正确挂号科室（疼痛科、骨科等）。再全面地告知医生病史信息，包括疼痛部位、疼痛性质和程度、发病时间和持续时间、发病原因、既往有什么疾病、做了哪些治疗、发病前从事工作及其他信息等。复诊尽可能选择同一医生或者科室。

7.腰背痛常见的治疗方法有哪些

（1）药物治疗：常用药包括肌肉松弛剂及抗惊厥药、阿片类药物、营养神经药及麻醉类镇静剂、外用中药等，根据不同的病情选择。

（2）物理/康复治疗：运动疗法，物理治疗如激光、超声、HYJ微波等，针灸治疗，推拿（正脊治疗）和牵引治疗等。

（3）手术治疗：适用于骨折、脊柱肿瘤和椎间盘病变严重者。

8.如何居家缓解腰背痛

（1）屈膝平背运动。平躺屈膝，收缩腹部与臀部肌肉，使腰部紧贴于地板或床面，肩部放松且均匀呼吸。

（2）双膝触胸运动。平躺屈膝，慢慢抱双膝触胸，抱紧至背部完全伸直，维持5～10秒后再慢慢回复原位。

（3）拱桥运动。平躺屈膝，慢慢抬起臀部离开地板或床面至身体与大腿成一直线，维持5～10秒后再慢慢回至原位。

（4）峰谷运动。双手及膝触地成跪拜姿势，将背拱起像山峰一样，然后再将背凹下像山谷一样，重复10次。

（5）膝触肘运动。双手及膝触地成跪拜姿势，先屈曲大腿使膝盖触碰手肘，再将腿向后伸成水平线，再慢慢回至原位。换腿重复上述动作，运动期间维持腰背的稳定与水平。

（6）还可以采用中医小妙招来缓解疼痛：

1）艾灸法：选取阿是穴及腰夹脊（腰椎穴下旁开 0.5 寸处）、至阳、腰阳关、关元俞、承扶、环跳、委中、阳陵泉、昆仑等穴进行艾灸治疗。采用温和灸法，每天 1～2 次，每次 30～40 分钟。10天为 1 个疗程，间隔 2～3 天进行下一个疗程。

2）按摩：取昆仑、涌泉、隐白、大敦穴。先分别按揉昆仑、涌泉穴各 10 分钟，再分别揉压隐白、大敦穴各 5～10 分钟。坚持每天按揉 2～3 次。

3）药膳

① 甲鱼补肾汤

材料：甲鱼 1 只，枸杞、山药各 30 克，熟地 15 克，红枣 10克，生姜 3 片，盐适量。

用法：甲鱼切块；山药洗净去皮，切小块；红枣洗净去核，撕成两半；三者与枸杞、熟地、生姜片共入炖盅，加适量水，武火烧沸后改文火炖 1 小时。随量饮汤吃肉，隔日 1 剂。

适用于肾阴亏虚，气血不足型腰痛症。

② 三七炖牛蛙

材料：三七 5 克，牛蛙 2 只，红枣 20 克，清水适量。

用法：将牛蛙宰杀，去皮和内脏，清水洗净，切块；红枣洗净去核，撕成两半。将牛蛙与红枣、三七共煮，先用武火煮至汤汁沸腾，然后文火慢炖 1～2 小时至汤浓肉烂，即可饮汤吃肉。

适用于气虚血瘀、脾胃虚弱型腰痛症。

③ 板栗红枣炖鹌鹑

材料：板栗 50 克，红枣 10 克，鹌鹑 1 只，盐适量。

用法：将鹌鹑宰杀去毛（不放血），去内脏（只保留心、肝脏），洗净；板栗洗净打碎；红枣去核，将所有食材放入炖盅内，注入清水 250 毫升，用武火煮沸 15 分钟，改用文火炖 90 分钟致鹌鹑熟烂即可，食时加盐调味，饮汤吃肉。

适用于腰椎间盘突出症者或手术后身体虚弱、气短倦怠、纳差便溏者。

9. 如何预防腰背痛

（1）避免久坐：久坐人群应每半小时至 1 小时，自己起身四处走动一下，活动四肢，伸展腰部。俗话说"坐如钟，站如松"，保持正确姿势非常重要。把办公桌调整到合适的高度，坐椅子时，让臀部坐在边缘处，这一坐姿有益保持身体直立，防止弓腰驼背。

（2）补充营养素：随着年龄增长，需要补充钙剂以满足自身需要，如果这个阶段不注意补钙，可因缺钙导致骨质疏松等而出现腰背酸痛，因此需要适当补充各种营养素。

（3）注意保暖：避免腰背部受寒，消除颈椎病、腰椎病的诱发因素。保暖不仅可以避免颈部疲劳，而且可以避免头颈部血管因受寒而收缩，使脑部的血液循环减慢，对高血压病、心血管病、失眠等都有一定的好处。对于颈部、腰部着凉、肌肉酸痛等情况，可采取局部热敷法对颈、腰椎进行保养。

（4）练习盘腿坐：盘腿坐有益疏通经络，促进体内血液循环。不过不宜长时间保持同一姿势，应经常变换姿势和腿部位置。双腿自然外展，保持坐姿时，不宜双腿并拢或跷"二郎腿"，双腿应该自然外展。该姿势有助于保持和改善髋关节功能及灵活性。

（5）注意坐姿站姿："坐要有坐相，站要有站相"，可以维持脊柱的生理弯曲，预防驼背等。注意当站立位变坐位时，或由坐位变站立位的时候，起身时切忌动作太猛，否则容易拉伤腰部。

（6）充足饮水，可保持包括肌肉和关节在内的身体各项功能正常运转。

（7）练习瑜伽和普拉提，能保持和提高身体灵活度，建议经常练习。

（8）适当的加强腰背肌功能锻炼。推荐两种常见的锻炼姿势：

1）小燕飞：俯卧于床上，双手向后，抬头挺胸离开床面，同时伸直双下肢，亦离开床面，维持3～5秒，然后放松休息3～5秒，以此为一个周期，锻炼至自己可以耐受的程度。

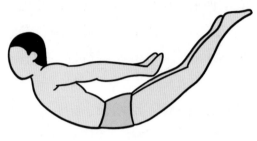

小燕飞

2）拱桥式（五点支撑）：仰卧于床上，双腿屈曲，以头后部、双肘、双足为支点，挺胸、抬臀，用力将臀部抬高坚持30秒，缓慢放下，连续做5～10次。

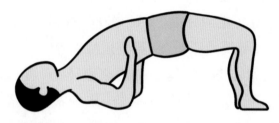

拱桥式（五点支撑）

10. 如何正确看待腰背痛

如病程持续时间大于3个月即为慢性腰背痛，患者容易产生烦躁、悲观、焦虑、抑郁等心理反应，从而影响了其心理健康和生活质量。认识到腰背痛是极为常见病、多发病，全世界约85%的人在一生中都有过腰背痛。腰背痛可能引起功能障碍，疼痛常常经保守治疗自行缓解，但可能在半年到1年内又复发，这需要积极查找腰痛原因。防寒保暖和劳动姿势，避免重体力及剧烈运动，保持良好的心理积极适应和有效应对的能力，减少应激、压力的负面影响及促进心理健康，才能有效应对腰背痛。

（张世焱）

（三）腹痛

腹痛是指胃部以下，耻骨毛际以上部位发生的疼痛。腹痛可以是一个独立的症候表现，也可以是多种疾病的一个症状表现。常表现为隐痛、剧痛、绞痛、压榨样疼痛等，同时可能伴有其他症状，严重者可能会出现休克、昏迷等严重的症状，甚至危及患者的生命。

1.什么是腹痛

腹痛俗称肚子疼，是指肋骨以下、腹股沟以上部位由于各种原因引起的腹腔内外脏器的病变，发生疼痛的一种临床症状。如果出现剧烈腹痛，一定警惕急腹症，急腹症一般是指腹部具有疼痛症状和压痛的体征。

2.引起腹痛的病因

腹痛的病因极为复杂，按病程分为急性腹痛和慢性腹痛。

（1）急性腹痛：可能是由急性胃肠炎、急性细菌性痢疾、阿米巴痢疾、阑尾炎、急性胆囊炎、胆道感染、胆石症、胆道蛔虫病、急性胰腺炎、腹型过敏性紫癜、胃十二指肠穿孔、粘连性肠梗阻、肾输尿管结石、急性肠系膜动脉栓塞、肝脾破裂等疾病引起的。

（2）慢性腹痛

1）肝脏：病毒性肝炎、原发性肝癌、慢性肝脓肿。

2）胃：胃十二指肠溃疡、胃下垂、功能性消化不良。

3）胰腺：慢性胰腺炎、胰腺癌。

4）肠道：慢性阑尾炎、克罗恩病、肠易激综合征、肠寄生虫病、溃疡性结肠炎。

腹痛多为器质性病变引起（包括炎症、肿瘤、出血、梗阻、穿孔创伤等），也可为功能障碍性腹痛（吃凉的、辛辣刺激性食物、引起胃肠功能紊乱等）。还有胸腔病变疾病（如肺炎、心绞痛、急性心肌梗死、急性心包炎、肺梗死、胸膜炎等），疼痛可牵涉到腹部。或者盆腔内器官（盆腔炎、宫外孕），以及全身性疾病（尿毒症时毒素刺激腹腔浆膜，少数糖尿病酮症酸中毒）可引起腹痛。

以及荨麻疹或者急性过敏反应时胃肠黏膜水肿,过敏性紫癜以及带状疱疹的患者也可以引起腹痛。此外,有些人运动时发生腹痛,需避免运动前吃的过饱,也不能饿着肚子运动,需做好运动前准备工作,运动量从小到大,不宜饭后马上就剧烈运动。

3.腹痛的症状有哪些

腹痛的典型症状是胃脘部以下,耻骨以上部位发生疼痛。慢性腹部疼痛性质多呈隐痛,经休息症状多数可缓解,按压时疼痛不明显。急性腹痛的疼痛性质较为剧烈,按压时疼痛明显。

出现如下症状,要考虑相应的疾病。

(1)寒战、高热:要考虑是由急性化脓性胆管炎、肝脓肿、腹腔脏器脓肿等引起。

(2)黄疸:要考虑是由急性胆结石、急性肝炎等引起。

(3)血尿:要考虑是由泌尿系结石等引起。

(4)休克:要考虑是由腹腔内脏大出血、急性胃肠穿孔、急性心肌梗死、中毒性菌痢、宫外孕等引起。

(5)腹胀、呕吐、停止排便排气:要考虑是由胃溃疡,幽门梗阻或肠梗阻等引起。

(6)腹泻:要考虑是由急性胃肠炎、急性细菌性痢疾等引起。

(7)血便:要考虑是由绞窄性肠梗阻、过敏性紫癜等引起。

患者有时候对腹痛说不清楚具体位置,是因为内脏引起的腹痛,一般为自主神经传导,其疼痛多为弥漫、定位不明确的阵发性绞痛,甚至许多患者感觉疼痛在游走,而当病变累及腹壁,引起的腹痛感通过脊神经传导,此时疼痛更强烈而局限,定位才较准确。

4.出现腹痛该怎么办

如果出现腹痛的症状时,首先要辨别疼痛的部位、性质、发病原因、全身状态等进行综合评估病情状况,轻者可居家观察,重者需及时去医院,以免发生病情的恶化,危及患者的生命。

（1）居家我该注意什么？

当出现轻症腹痛，常能自行缓解，可在家中观察，或自行口服止痛药物1～3次来缓解腹痛。但是长时间反复出现轻症腹痛，就不能忽视，如有的肿瘤患者，却因轻症腹痛而耽误了就诊最佳时期。急性腹痛伴有疼痛不能耐受，不能随意使用止痛药物，则需要及时前往医院就诊，积极查明原因，以免耽误病情。

（2）发生腹痛居家不能缓解，当出现以下腹部疼痛加重，务必赶快到医院急诊科、消化科、普外科、疼痛科就诊。

1）右上腹持续性钝痛、刺痛或胀痛，伴乏力、消瘦、食欲减退、腹胀、贫血等症状时。

2）反复右上腹疼痛不适，伴厌油、发热、黄疸等症状时。

3）反复上腹隐痛，伴食欲缺乏、餐后饱胀、反酸等症状时。

4）反复或持续上腹疼痛，伴进食后饱胀、食欲下降、体重明显减轻、贫血、消瘦等症状时。

5）反复周期性上腹疼痛或不适，跟进食有关，或伴呕血、黑便等症状时。

6）反复腹痛、腹泻，伴发热等症状时。

7）反复下腹部隐痛，伴消化不良、明显体重减轻、大便习惯改变等症状时。

8）反复下腹部疼痛，伴尿频、尿急、腰骶部痛等症状时。

9）女性反复下腹疼痛不适，伴有白带增多、月经异常、痛经、不孕等表现时。

5. 腹痛的类型

（1）胀痛：肠系膜牵拉或肠管胀气扩张等所致。一般持续性，少许伴有阵发性加重，但疼痛多数可耐受，多数疼痛无缓解期。

（2）绞痛：为空腔脏器的梗阻常引发急性绞痛，常有阵发性加重，多数疼痛不可耐受，但部分患者疼痛有间隙缓解期。

（3）锐痛：多数为脏器炎症并侵犯腹壁，出现发病短时间内出现的剧烈疼痛，一般定位准确，例如消化道溃疡穿孔则引发烧灼样或刀割样的持续性锐痛，可迅速扩散到全腹。

（4）实质脏器慢性病变所致腹痛：多为持续性隐痛或钝痛。溃疡病引起的中上腹痛常有节律性和周期性。

（文　洪、唐　珂）

附：腹痛常见疾病

【胃　痛】

胃痛多由疾病因素所导致，且以胃肠道疾病为多见，也见于非胃肠道疾病。此外，饮食、药物、精神等非疾病因素也会导致胃痛。

1. 常见的症状是什么

胃痛主要表现为慢性反复性上腹部疼痛、食欲缺乏、消化不良、胃酸过多、胃胀、嗳气等症状。多由长期不良饮食习惯或长期服用有刺激性的药物，口腔、鼻腔、咽喉、幽门部位有感染病灶以及自身的免疫性疾病等原因造成的。

2. 居家如何自我治疗

胃痛是临床上常见的一个症状，多见急慢性胃炎、胃十二指肠溃疡病、胃神经官能症。也见于胃黏膜脱垂、胃下垂、胰腺炎、胆囊炎及胆石症等病。一定要遵医嘱仔细区分用药。

胃痛者在家千万不要随意使用止痛药。止痛药是非甾体类药物，非甾体类药物会损伤胃黏膜，抑制胃黏膜保护剂前列环素的合成。胃痛时吃止痛药，可能会导致胃肠道穿孔出血，胃与十二指肠糜烂、溃疡和食管炎等。

可以选择中医小妙招来缓解疼痛：

（1）艾灸拔罐法：选取中脘、关元、神阙等穴。先在上述各穴用艾条温灸 10～15 分钟，以局部皮肤红晕为度，后拔罐，留罐 15

分钟,每日 1 次,10 次为 1 个疗程。一般急性胃脘痛 1~2 次即愈,慢性胃脘痛需要的时间要长一些。

（2）按摩

取穴:胃(主穴);十二指肠、神门、交感、皮质下(配穴)。

操作方法:用大头针在穴位上找敏感点,以 75% 酒精消毒后,用王不留行子贴于 0.5 厘米 ×0.5 厘米大小的胶布中央,对准敏感点贴压。用拇、食两指垂直于皮肤方向按压,以患者局部感觉酸、麻、胀、热、痛为度。每次按压 50 下,每日做 3~4 次,隔 3 天换贴另一侧耳穴,两耳交替。1 个月为 1 个疗程。

（3）药膳

1）八角胡椒牛肉汤

材料:牛肉 600 克,八角 12 克,胡椒粒 15 克,油、盐、味精各适量。

用法:牛肉切除筋膜,洗净,切片。锅中加适量清水烧开,然后放入牛肉片、八角、胡椒粒等材料,用武火煮沸,掠去浮沫,改文火煲 3 小时左右,加入盐、味精等调味即可,随量食用。一周 2~3 次。

具有滋养脾胃、温阳散寒、理气止痛功效。

2）砂仁黄芪猪肚汤

材料:砂仁 6 克,黄芪 10 克,猪肚 1 个,姜片、盐、生粉各适量。

用法:猪肚洗净,去杂质,用生粉洗净后加清水冲净。将黄芪、砂仁洗净放入猪肚内,用线缝合。将猪肚和姜片放入炖盅内,加入冷开水,盖上盖子,隔水炖 3 小时,调入盐调味即可。

适用于胃痛、脾胃虚寒、食积不消、呕吐泄泻者。

3）桂皮山楂糖水

材料:桂皮 6 克,山楂肉 10 克,红糖适量。

用法:桂皮洗净切成 2 厘米的块;山楂洗净,削去头尾,剥开去核。将桂皮与山楂放入锅内,加入适量清水,先用武火煮沸,转用文火续煮 30 分钟左右，然后关火，滤去药渣留取药汁。食用时依据个人口味加入适量红糖，搅拌均匀即成。每日 1 剂，分3 次温服。

具有补元、暖脾胃、除积冷功效；适用于因饮食寒凉、黏滑太过所致的胃痛。

3. 医院内如何治疗

居家自我治疗后，胃痛没能缓解，要及时去医院就诊。可以选择抑制胃酸分泌的药物，如奥美拉唑、兰索拉唑、雷贝拉唑、泮托拉唑等，也可以吃一些胃黏膜保护剂，例如磷酸铝凝胶、碳酸镁等。

4. 胃痛的预防

（1）多食清淡，少食肥甘油腻和各种刺激性食物，如过于椒、咸、酸、甜、苦食物。饮食宜软、温，少吃坚硬、粗糙的食物，多食富含维生素的食物。应戒烟戒酒。

（2）急性胃痛的患者尽量少食多餐，不食零食。长期胃痛的患者每日三餐或加餐均应定时。如果吃得太多且吃得太快，容易引发胃痛，故不要暴饮暴食。

（3）当感觉胃不舒服时，要保持直立状态，不要平躺，让胃酸较多待在胃内。如睡觉前，利用砖头垫高床脚 10～15 厘米，以避免胃酸倒流。不要在睡前 2 小时内吃晚餐，防止胃酸反流入食管。

（4）腰部若脂肪堆积过量，将压迫胃，使胃液反流，要尽量减肥。另消除生活压力，学习一些松弛身心的方法，做到心态平衡。

（张世炎）

【胃溃疡】

胃溃疡引起的腹痛，多数表现为中上腹反复发作性节律性疼痛，一般餐后 0.5～1 小时开始疼痛。多呈进食——疼痛——空腹再舒适——再进食——再疼痛的规律。一般往往伴随有嗳气、反酸、上腹部饱胀不适、恶心、呕吐等表现。

胃溃疡的形成与胃酸及胃蛋白酶的消化作用有关，一般常见原因有胃酸分泌过多、药物破坏胃黏膜保护屏障、幽门螺杆菌感染侵袭所致。

1. 居家如何自我治疗

（1）热敷：可使用温度适中的电暖宝保暖。

（2）按摩腹痛部位：双手快速搓热，围着腹痛的部位进行左右按摩。

（3）躺床：在温暖的床铺躺下，侧躺呈现弯腰形状，能够起到止痛效果。

（4）热粥：一碗热乎乎的小米粥或南瓜粥，能暖和脾胃，达到止痛的效果。

（5）穴位按摩：以按摩中脘穴、腹点穴、大椎穴为主。

2. 医院内如何治疗

胃溃疡的治疗方案不能千篇一律，主要有四个方面药物：

（1）降低胃内酸度，抑制胃酸分泌：选用奥美拉唑，兰索拉唑、雷贝拉唑、埃索美拉唑等。

（2）增强保护胃黏膜药物：硫糖铝，枸橼酸铋钾和果胶铋，铝碳酸镁（是近年来最常用的药物）。

（3）根除幽门螺杆菌的药物治疗：规范口服药物治疗 14 天，停药 1 月后复查。

（4）如有胃动力不足者，需应用促胃肠动力药物，如多潘立酮、莫沙必利等。

一般的胃溃疡治疗通常需要 6～8 周，然而也有部分胃溃疡患者会因大出血和急性穿孔等并发症而死亡。值得注意的是，经过内科积极治疗好转后，仍继续用药，溃疡依然不愈合或溃疡频发；幽门前或幽门管溃疡、高位胃小弯溃疡，高度疑似恶性肿瘤的胃溃疡；大量或反复出血，药物治疗、内镜或血管介入治疗无效时或并发急性穿孔；幽门溃疡伴瘢痕性梗阻，内镜治疗无效等患者，则需要行胃大部切除术和迷走神经离断术。手术治疗的目的是切除溃疡部位，以防止复发或癌变。

3. 如何预防胃溃疡

对于上腹部疼痛、腹胀、反酸、胃烧灼、吞咽困难和消瘦等症状的患者，应进行胃镜检查和钡餐检查。如果不能接受胃镜和钡餐检查，可以进行胃超声检查。

（1）根除幽门螺杆菌感染是预防胃溃疡的重要措施之一。

（2）消除不良的生活习惯，如吸烟、嗜酒和长期服用损害胃黏膜的药物（如非甾体类药物），以及生活节奏紧张、睡眠不足等。

（3）注意饮食均衡，避免压力过大。此外，要注意腹部保暖，避免吃不干净的食物。

预防胃溃疡的方法有多种，包括根除幽门螺杆菌感染、消除不良的生活习惯、注意饮食均衡和避免压力过大等。如果有上述症状，应及时就医并接受相应的检查和治疗。

【幽门螺杆菌】

幽门螺杆菌是存在于胃里的细菌，感染幽门螺杆菌以后，以胃部炎症、胃萎缩、胃消化性溃疡为主要表现，甚至最严重者会与胃癌的发生有关系。幽门螺杆菌能引起慢性胃炎，主要临床表现有：上腹部不适、隐痛，有时发生嗳气、反酸、恶心、呕吐的症状，病程较为缓慢，但是容易复发。幽门螺杆菌的感染通过吃饭就可以相互传染，或者是密切接触可以传染，所以幽门螺杆菌的筛查在中国人群中发生率非常高。

1. 根除幽门螺杆菌的具体方案是什么

四联用药，标准方案为：质子泵抑制剂 + 铋剂（餐前服用）+ 2种抗菌药物（餐后口服）。质子泵抑制剂的选择为艾司奥美拉唑、奥美拉唑、泮托拉唑，以上选择一种；铋剂可选择：枸橼酸铋钾；可供选择抗生素为：阿莫西林、四环素、克拉霉素、左氧氟沙星、甲硝唑、呋喃唑酮（具体用法用量请遵医嘱）。

2. 服药期间的注意事项有哪些

（1）抗幽门螺杆菌的疗程：连续服用上述药物 14 天后停药，服药期间不能自行停药及减量，如服药后可能大便颜色变黑、舌苔变黑。

（2）服药结束后，停 1～2 个月复查 $^{13}C/^{14}C$ 呼气试验（需空腹），评估治疗效果。

（3）生活注意事项：清淡饮食，忌辛辣刺激饮食（如火锅、柠檬、辣椒、咖啡、茶），忌食用酸性食物和水果，戒烟、戒酒、少熬夜。锻炼身体，补充蛋白质，增强抵抗力。避免剧烈运动，避免口服止痛药物、头痛粉等损伤胃黏膜药物，自己的碗筷分开食用，使用公筷。服药期间避免饮用牛奶，14 天的疗程结束后可食用。

（郭　凯、李海波）

【阑尾炎】

阑尾炎是指因多种因素导致阑尾出现炎症改变从而诱发腹痛，是最常见的急性腹痛疾病。特别是 10～30 岁的人群高发。主要原因多数是粪石或阑尾结石，甚至食物进入阑尾管腔导致梗阻。从而导致细菌滋生，由于管腔内的黏液不断分泌后导致管腔扩张，管壁压力升高，产生疼痛。

1. 常见的症状是什么

临床表现多为首发脐周或上腹部疼痛，进而转移至右下腹疼痛。

2. 我该怎么办

居家中可通过自行查体的方式了解腹部体征，平卧屈膝，患者自行按压右下腹麦氏点（McBurney 点），如有压痛，则怀疑阑尾炎。

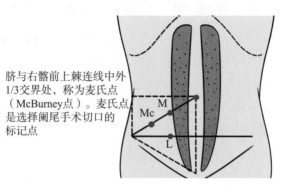

脐与右髂前上棘连线中外1/3交界处，称为麦氏点（McBurney点）。麦氏点是选择阑尾手术切口的标记点

麦氏点

如果出现急性腹痛，注意及时禁食水，不要盲目口服抗生素以及止痛药物缓解症状，容易延误病情。需立即到医院就诊。

3.医院内如何进一步诊治

首先了解是否有腹膜炎，是否有肌紧张、反跳痛等。检查白细胞总数、中性粒细胞。必要时行腹部 CT 检查。对于阑尾炎的治疗，一般建议选择手术治疗为首选，可通过微创腹腔镜切除阑尾，创伤小，恢复快。而用抗生素保守治疗为次选。

4.如何预防阑尾炎的发生

（1）由于体质虚弱，上呼吸道感染病毒和胃肠道的病毒易侵袭，感染胃肠道，引起阑尾炎的发生。增强合理运动来抵御外界病毒的侵袭，对阑尾炎能起到预防的作用。

（2）需要均衡饮食，避免过多油腻、辛辣或凉的食物，多吃有益于消化的食物，防止难以消化形成粪石。每天定时排便，预防便秘，也可以达到预防肠内粪石形成的目的，这些都可以预防阑尾炎的发生。

【胆囊结石】

胆囊结石的形成是由肝脏分泌胆汁，当胆固醇浓度过高和脂质的胆汁的情况下，由于胆囊进一步浓缩胆汁，结晶成核和胆囊动力不足，就形成结石。胆囊结石的主要成分为胆固醇和钙。以女性患者多见，尤其是较肥胖的女性，男女之比约为

1 : 2。随着国人的生活条件及营养状况的改善,发生率仍持续
增高。

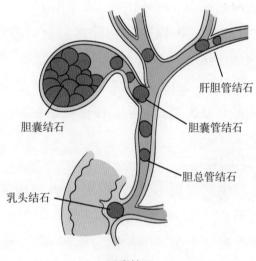

胆囊结石

1.胆囊结石腹痛症状

大多数胆囊结石患者是没有症状的,多数因体检或无意间发现,而出现疼痛原因为结石导致胆囊管短暂性梗阻,诱发了胆囊炎导致疼痛。胆囊结石出现腹痛,表现为右上腹或中上腹疼痛为主,其实疼痛的不是结石本身,而是胆囊炎。

有些胆囊结石疼痛有轻,有重,主要取决于结石的位置,如结石未形成胆囊颈部嵌顿,反复的梗阻造成胆囊颈部和胆囊管的炎症和瘢痕,最终导致慢性胆囊炎,此类患者往往表现为反复的胀痛,尤其进食油腻食物后。

而当结石嵌顿在胆囊颈部,导致形成急性胆囊炎,急性期患者疼痛剧烈,甚至因梗阻不能缓解,出现水肿和浆膜下出血进一步发展胆囊缺血坏死,称为坏疽性胆囊炎。此类患者容易导致胆囊穿孔,引起腹膜炎。

2.胆囊结石的治疗

目前没有药物可以溶解胆囊结石,主要以控制饮食、利胆及抗感染治疗,缓解疼痛。当合并胆囊多发息肉、糖尿病患者、肥

胖以及瓷化胆囊,均建议明确胆囊结石后及早行微创手术治疗。患者时有顾忌胆囊切除是否对生理功能造成伤害? 一般2~3月后胆管会代偿性扩张起到部分胆囊的作用,那时可基本正常饮食,对生活没有影响。所以胆囊切除术后复查发现胆管轻度扩张都属正常,不必担心。

有的提出行保胆取石手术,这个通常为单发或少发结石,并能确保一次性完全取出结石,但结石复发是保胆术后最大的痛,一般谨慎选择保胆手术。

3. 如何防治胆囊结石

胆囊结石与生活习惯不当有关,或饮食结构不合理形成的,可以通过生活习惯以及饮食结构来起到一定预防作用,由于胆囊结石的形成与胆汁中胆固醇浓度过饱和有关,因此,在日常生活中,合理调整膳食结构,少食含胆固醇较多的脂肪类食物,多食富含高蛋白的食物、蔬菜及新鲜水果,妊娠期妇女尤其要引起足够的重视。推荐部分食谱参考:粗粮、新鲜蔬菜、香菇、木耳能降胆固醇,宜食用。食用含维生素A或维生素K丰富的蔬菜:例如花椰菜就含有丰富维生素K,富含维生素A的蔬菜还有:胡萝卜、西红柿、菠菜、大豆、青豌豆。

忌高脂肪食物、猪油、油炸食品,油多的糕点也不宜多吃,忌食辛辣刺激的调味品,如辣椒、胡椒、辣椒油、五香粉、胡椒粉、麻辣豆腐等。忌烟、酒、咖啡、浓茶、汽水、糖制品、巧克力。

另外,平时要进行适当的体育锻炼,以防止脂肪在体内过度积存。每年应定期体检,包括肝胆B超检查,便于早期发现、早期治疗。

【消化道穿孔】

1. 什么是急腹症

如果突然出现剧烈腹痛,一定要警惕急腹症,急腹症一般是指腹部具有疼痛症状和压痛的体征,而经相关医学检查需要外科急诊手术治疗的一种临床状态。

2.急腹症的病因主要是什么

急腹症的病因多样化，甚至许多原因不是外科或腹腔内疾病导致的腹痛，例如代谢性疾病尿毒症、间歇性卟啉症、出血性疾病、中毒等。当然常见的急腹症仍多数为外科疾病，腹腔脏器疾病导致，例如外伤性出血、脏器损伤、重症胰腺炎、阑尾炎、消化道穿孔、肠梗阻等。

3.急症中较凶险的消化道穿孔是怎么造成的

虽然生活水平不断提高，但消化系统疾病仍为常见疾病，日常饮食中个人饮食习惯，生活节奏加快，饮食不规律，喜食辛辣、油腻食品，往往会养成暴饮、暴食习惯，会诱发消化道溃疡疾病。由于多数人群情绪不够稳定，长期处于紧张以及忧郁环境，容易受到沮丧情绪影响，导致大脑长期过度疲劳，造成调节及休息缺乏，极易引起消化道溃疡，严重者导致消化道穿孔。

4.消化道穿孔的主要表现是什么

根据溃疡好发的部位，一般多见胃、十二指肠，所以穿孔也多见此处，初期穿孔时患者突然出现剧烈腹痛，疼痛为持续性，刀割样或撕裂样，常起始于右上腹或中上腹，迅速蔓延至脐周以至全腹。常能说清楚发作的具体时间、部位及当时的情况。此时的疼痛可向肩背部放射，约50%患者还伴发恶心、呕吐。常因翻身、咳嗽等动作而加剧。

5.居家腹痛患者应注意什么

居家中需要注意观察，患者常静卧不愿动，并常呈卷曲体位。平卧屈膝，可扪及腹肌高度紧张，甚至呈板状腹，有部分患者穿孔后1～5小时，部分患者由于腹腔渗出液增多，流入腹腔的胃肠内容物被稀释，腹痛可暂时减轻，患者自觉好转，但患者仍不能作牵涉腹肌的动作，往往因疼痛好转，患者延误了治疗时机。随着病情发展，大量消化液进入腹腔导致细菌性腹膜炎，病情进一步加重，急性重病容，发热、休克。病情严重，抢救不及时者,常因麻痹性肠梗阻、脓毒症或败血症、感染中毒性休克而死亡。

当出现腹痛,尤其剧烈腹痛,腹痛达到影响日常生活的时候,首先观察有无黑便,要及时禁食水,不能贸然口服止痛药物或自觉进食食物而达到缓解症状的目的,服药、进食后可能掩盖症状,增加胃肠道负担,加重腹腔内炎性反应进一步加重病情。

6.医院内的治疗

诊断消化道穿孔并不复杂,既往的病史,尤其黑便史,或既往明确诊断过消化道溃疡等均为诱因,相关检查行 X 线或 CT 检查均可见腹腔游离气体。治疗上,溃疡穿孔在治疗原则上应尽快行外科手术治疗。尤其是超过 24 小时者,死亡率和并发症发生率明显增加,并增加住院时间。通常需要医生通过精心和敏捷的思路来判断是否手术干预并启动合理的治疗,一般腹腔镜探查或剖腹探查等处理是合理的。对于病情轻,患者一般情况较好,或诊断尚未明确时,可先行非手术治疗密切观察。即使有手术指征也应先行一般处理,做好术前准备。

7.怎么去预防此类疾病

预防此类疾病,首先预防消化道溃疡,加强日常精神及饮食之间调摄,避免精神过度紧张以及情绪不宁,必要时短期内服用地西泮等镇静剂。饮食要定时,避免过饱和或过于粗糙、过冷过热以及摄入刺激性食物,如辛辣食品、浓茶以及咖啡等。溃疡病活动期宜少食多餐,给流食,半流食或饮食。溃疡病发作往往与日常饮食联系紧密,注意绿色蔬菜补充,如绿豆芽、油菜以及菠菜等。适当开展运动,改变日常不良生活习惯,合理开展体育锻炼能有效减轻溃疡疾病自觉症状,做好复发防范。患者依据自身实际情况合理选择锻炼项目。

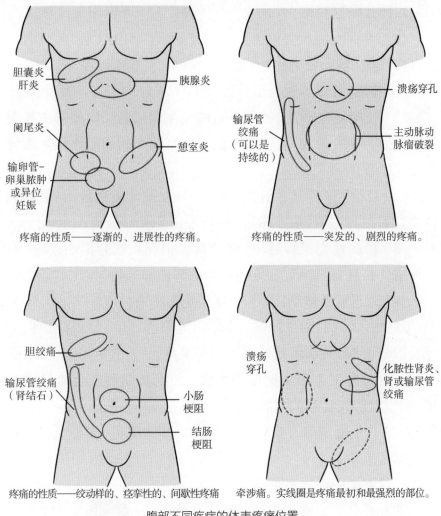

胆囊炎
肝炎

胰腺炎

阑尾炎

憩室炎

输卵管-
卵巢脓肿
或异位
妊娠

疼痛的性质——逐渐的、进展性的疼痛。

溃疡穿孔

输尿管
绞痛
（可以是
持续的）

主动脉动
脉瘤破裂

疼痛的性质——突发的、剧烈的疼痛。

胆绞痛

输尿管绞痛
（肾结石）

小肠
梗阻

结肠
梗阻

疼痛的性质——绞动样的、痉挛性的、间歇性疼痛

溃疡
穿孔

化脓性肾炎、
肾或输尿管
绞痛

牵涉痛。实线圈是疼痛最初和最强烈的部位。

腹部不同疾病的体表疼痛位置

（文 洪、唐 珂）

（四）盆腔炎

盆腔炎是指女性上生殖道的一组感染性疾病，可有下腹部疼痛、肛门坠胀、阴道分泌物异常等症状，是影响女性生殖健康的一种常见疾病。

1.什么是盆腔炎

盆腔炎即女性盆腔内生殖器官及周围组织发生炎症。例如，子宫内膜炎、输卵管炎、输卵管卵巢脓肿、盆腔腹膜炎等。

2.引起盆腔炎的诱因是什么

（1）经期卫生不良，使用不洁的卫生巾或者长时间不更换卫生巾、月经期性交、不洁净性生活史均可以引起病原体侵入而导致炎症。

（2）有宫腔内手术操作，如刮宫术后、输卵管通液术后、宫腔镜检查后、分娩后或流产术后，均可发生急性盆腔炎。

（3）初次性交年龄过早、多个性伴侣、性交过频及性伴侣有性传播性疾病者可导致性传播疾病的病原体入侵，发生盆腔炎。

（4）劳累后身体功能下降，容易受到感染。

（5）不规范的阴道冲洗，破坏阴道菌群环境，降低阴道自洁能力，反而使得致病菌繁殖引发妇科炎症。

（6）因为工作和生活压力太大，加上长期熬夜会紊乱内分泌，诱发盆腔炎症和妇科肿瘤。

（7）其他周围器官炎症蔓延而来。如阑尾炎、腹膜炎引起盆腔内器官感染。

3.盆腔炎的症状有哪些

盆腔炎分为急性和慢性两种。急性发作时有下腹痛、阴道脓性分泌物（黄色白带）、发热等，严重者出现食欲减退、高热、头痛等。盆腔炎若形成盆腔脓肿可出现尿频、排尿困难等。慢性发作时腰骶部酸痛、下腹部坠胀，易感疲劳，有时出现低热，部分人由于病程长而出现神经衰弱、失眠、精神不振，周身不适。

4.盆腔炎的危害有多大

急性盆腔炎如果没有得到及时、彻

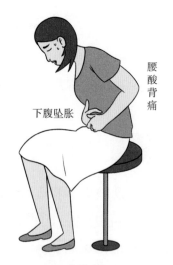

腰酸背痛

下腹坠胀

盆腔炎

底的治疗,进一步发展可引起弥漫性腹膜炎、败血症、感染性休克,严重者可危及生命。

慢性盆腔炎可引起输卵管黏连堵塞,导致女性不孕、输卵管妊娠。

5.盆腔炎怎样需看医生,需要做什么检查、治疗

任何女性如果出现下腹部持续或剧烈疼痛、发热、白带颜色异常伴有异味、排尿困难、尿频或疼痛等需尽快就医。

医生会做简单的妇科体格检查,检查是否有异常分泌物、盆腔肿块及压痛,还会进行血常规、尿常规、C-反应蛋白、血沉、白带常规及病原体检测等相关实验室检查。还可能会进行妇科超声甚至 CT、磁共振等检查。细菌培养及药物敏感试验可为医生选择适合该患者用的敏感抗生素提供参考依据。

6.盆腔炎在医院如何治疗

盆腔炎主要用抗生素治疗,医生会根据疾病严重程度决定是门诊治疗还是住院治疗,口服药物还是静脉给药。轻症患者一般门诊口服药物治疗,病情严重的需要住院治疗。如炎症已发展为输卵管卵巢囊肿、输卵管积液、盆腔脓肿等则需手术治疗。

7.生活中注意事项

(1)卧床休息,以半卧位为宜,有助于炎症的局限。

(2)食用高热量、高蛋白、高维生素等饮食。如乳制品,常见等有酸奶、纯奶等;还有蛋类、动物性食物如鸡肉、牛肉、羊肉、猪瘦肉;水产类如鱼肉、虾;豆类,如豆浆、豆腐、豆干;坚果类,常见有花生、核桃、腰果、开心果等。高维生素的食物,如蔬菜中芹菜、胡萝卜。

(3)每日适当饮用温开水。

(4)注意保暖,用热毛巾热敷下腹部,每晚用热水泡脚,温热清水清洗外阴。

8.盆腔炎可以采用中医治疗吗

中医可作为辅助治疗。

（1）常用的药方：五加皮 12 克，千年健 6 克，防风 12 克，透骨草 30 克，赤芍 12 克，独活 9 克，艾叶 12 克，桑寄生 12 克，乳香 6 克，红花 3 克，当归尾 12 克，没药 12 克，川椒 6 克，川羌活 12 克，血竭 6 克，三剂布包热蒸，外敷下腹部，每天一次，一包药用 15 天，遇到月经期暂停使用。

（2）针灸

1）取穴：关元、合谷、三阴交。方法：疼痛剧烈时急刺上述三穴，强泻法。留针 20 分钟，每日 1 次，10 次为 1 个疗程。适应用于湿热型盆腔炎。

2）取穴：三阴交、中极、阴陵泉。方法：泻法。留针 30 分钟，每日 1 次，10 次为 1 个疗程。适应用于肝气郁滞型盆腔炎。

3）取穴：足三里、三阴交、关元、照海。方法：平补平泻法。留针 30 分钟，每日 1 次，10 次为 1 个疗程。适应用于下焦瘀阻型盆腔炎。

4）取穴：中极、阴陵泉、照海。方法：平补平泻法。留针 30 分钟，每日 1 次，10 次为 1 个疗程。适应用于肾阴亏损型盆腔炎。

（3）按摩

1）按揉丹田：仰卧，双手重叠按于丹田（丹田位于脐下 3 寸），左、右旋转按揉各 30 次。用力不可过猛，速度不宜过快。

2）指压法：取中极穴（脐下 2 寸）、阴陵泉穴（胫骨内侧踝直下方陷窝中）、三阴交穴（内踝直上 3 寸，胫骨后缘），各穴用手指掐按几分钟，早晚各 1 次。

3）揉按会阴穴：会阴穴是人体任脉上的要穴，它位于人体肛门和生殖器的中间凹陷处，为人体长寿要穴。仰卧屈膝取穴，两手掌搓热后，用食指轻轻按摩会阴穴 20 次，早晚各 1 次。

4）搓脚心：两手掌搓热后，以右手掌搓左脚心，再以左手掌搓右脚心各 50 次。早、中、晚各做 3 次。

（4）药膳

1）泽泻红参汤

材料：泽泻30克，红参10克。

用法：将泽泻和红参分别用清水冲洗净，然后入锅加水煎取浓汁，每日1剂，分3服用。

具有泽泻利水渗湿、泄热功效，适用于老年气虚引起的盆腔炎。

2）葫芦红枣汤

材料：葫芦50克，冬瓜皮30克，西瓜皮30克，红枣10克。

用法：将葫芦去瓤，留下壳切小片备用。冬瓜皮、西瓜皮、红枣，均洗净。将以上药材放入锅中，加水400毫升，煮至约150毫升时，去渣取汁饮服，可频饮，每日1剂。

具有利尿除湿止带的功效，适用于盆腔炎。

3）艾叶菖蒲敷贴

材料：艾叶60克，石菖蒲30克。

用法：将艾叶切碎，与石菖蒲共入锅中炒热后取出，用干净棉布包好，待温度适宜热熨肚脐部位，直到药凉为止，每日2次。

适用于气血瘀滞所致的盆腔炎。

9.如何预防盆腔炎

（1）本病好发于育龄女性，发病时间长，治疗比较困难，自我调养十分重要。故要有健康的生活方式，保持规律作息，避免劳累及熬夜，睡眠充足。

（2）戒烟、戒酒，宜进食清淡饮食，食用新鲜蔬菜水果，做到营养均衡。

（3）保持外阴清洁卫生，内裤每日一换；性生活前后用温热清水清洁外阴，不随意用洗液冲洗阴道。

（4）避免不洁净的性生活，月经期禁止性生活。

（5）无生育计划时做好避孕措施，若意外受孕做人流手术时选择正规医院，术前 3 天禁止性生活，术后 1 个月禁止性生活、盆浴及游泳。

（6）发现白带异常有异味时，要及时进行治疗。

（7）注意劳逸结合，保持心情愉悦，增强营养，锻炼身体提高机体抵抗力。

（韩孟芳、邓　松）

（五）痛经

"十个女人九个寒"，大部分女性在每个月行经前后或月经期时都会出现下腹部疼痛、坠胀、胸胀胸痛、脾气不好、肤色暗沉、常伴腰酸胀痛等症状，或轻微或剧烈。严重者会因过度疼痛而导致昏厥，对工作、生活的影响非常大。

1. 什么是痛经

痛经是一种常见的妇科症状，严重者会影响工作和生活，在未婚未育女性中常见且不易被重视，甚至被人误解小题大做。痛经可分原发性和继发性痛经两类。原发性痛经是指月经前后有下腹疼痛症状出现，但盆腔脏器无器质性病变，占痛经患者的 90% 以上。大多能在生育后缓解或消失。继发性痛经，是由基础疾病引起的经期疼痛。

2. 为什么会引起痛经

原发性痛经与内分泌因素、子宫形态、精神因素、生活习惯和遗传因素密切相关。当经期体内前列腺素分泌过多导致子宫过度收缩出现疼痛；子宫过度前屈或后屈，经血流出不畅也会导致疼痛；研究表明抑郁、焦虑增加痛经的发生率及严重程度；吸烟、饮酒等不良生活习惯会增加原发痛经的发生；如果母亲有痛经者，女儿发病率增加。

继发性痛经不是临床疾病，是某一种或合并多种盆腔器质性疾病在经期的一种临床症状，常见原因有子宫腺肌病、盆腔内膜异位症，盆腔炎、宫腔黏连、颈管狭窄等疾病导致。

3.痛经都有哪些表现呢

原发性痛经在青春期（10～19岁）多见，常在初潮后2年内发病；多由月经来潮后开始，最早出现在经前12小时，以第1日疼痛最剧烈，持续时间不超过72小时；主要为小腹疼痛，呈痉挛性，通常位于下腹部耻骨上，可放射至腰骶部和大腿内侧，可伴有头晕、乏力、恶心、呕吐、腹泻、腰酸、胃痛、乳胀、尿频、失眠、易于激动等症状，严重者可有面色苍白、出冷汗、四肢冰冷，甚至会发生晕厥。妇科检查及超声检查无异常。

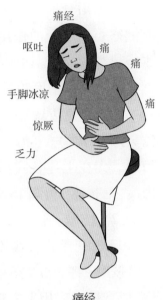

继发性痛经多发生在月经来潮3年以后，可能存在盆腔炎反复发作、经量异常、不孕等，并有疼痛进行性加重表现。

4.痛经应该怎么办呢

（1）纠正不良生活习惯：喜食冷饮、辛辣，衣着偏少，不注意保暖，女性若正值经期，腹部受凉，至子宫肌肉、血管痉挛则容易加剧痛经，故经期忌食生冷瓜果及刺激性食品，忌涉冷水、游泳和剧烈运动。

（2）解除心理障碍：保持精神愉悦，避免过度紧张、恐惧、忧虑和烦恼。保证足够的休息和睡眠、规律而适度的锻炼、戒烟均能缓解疼痛症状。对伴有过度精神紧张者可口服谷维素。

（3）药物治疗：常用药物有布洛芬，对乙酰氨基酚、吲哚美辛等，但长期应用会诱发胃或十二指肠溃疡和出血，故建议在医生指导下服用，单次服用不宜超过5天。

（4）继发性痛经需专科就诊针对病因对症处理，盆腔炎需抗炎治疗，腺肌症等必要时需手术治疗。

（5）中医治疗：中医辨证认为痛经为气滞血瘀、气血虚弱等缘由导致，可应用适量生姜加红枣、红糖，煎水腹用，红糖由葡萄糖和果糖组合而成，可以快速吸收和帮助体内供暖，同时红糖还有散寒止痛调经的作用。痛经剧烈者可卧床休息，适度按摩，暖水袋热敷，令腹部达到起温的效果，均能达到缓解疼痛的效果。

还可采用中医小妙招来缓解疼痛：

（1）艾灸拔罐法：选取膈俞、肝俞、脾俞、气海俞、肾俞、次髎、中极、血海、气海、三阴交、阴陵泉、水道、关元、足三里进行治疗。先在上述各穴用艾条温灸 10～15 分钟，以局部皮肤红晕为度，后拔罐，留罐 15 分钟，每日 1 次，10 次为 1 个疗程。

（2）按摩：平躺在床上，两腿弯曲，从上腹部向下推，反复 5～10 次；用掌根在腹部顺时针按摩腹部 5～10 次。也可用热盐外敷按摩：将 300 克食盐研细，取 120 克生姜，40 克葱头切碎捣烂，混合炒热后用毛巾包裹热敷按摩小腹部。

（3）蒸熏泡脚桶

功效：排湿、排寒、通经络、调理气血；冬天手冷脚冷，南方的冬天非常湿冷，湿气很重，每晚熏半个小时全身暖暖的，又可以出汗排湿气、排寒气。

（4）药膳

1）山楂红糖饮

材料：生山楂肉 50 克，红糖适量。

用法：先将山楂用水洗净，放入锅中，加少量清水，用武火煮沸，转文火煎煮，去渣取汁，倒入杯中，放入红糖，搅匀后趁热服用。

适用于月经不调、痛经、月经延后者。

2）艾叶红花饮

材料：红花 3 克，生艾叶 10 克。

用法：将生艾叶洗净，放入杯中，加入红花，冲入开水 300 毫升，盖上杯盖，闷 20～30 分钟，徐徐服下。一般在经来前 1 天或来经时服用2剂。

具理气血、逐寒湿、温经功效；适用于月经不调、痛经者。

3）姜枣红糖水

材料：干姜10克，红枣10克，红糖适量。

用法：将干姜、红枣分别用清水冲洗一下干姜切片，红枣去核，放入锅中加水适量，放入红糖煎煮，喝汤吃红枣。

具有温经散寒、暖胃、暖宫功效，适用于寒性痛经及黄褐斑。

5.痛经应如何预防

（1）日常生活要保持良好的心情，消除紧张和压力，经期不要洗冷水浴，忌过性生活。

（2）月经期间一定要注意防寒保暖，天凉了，也要不穿短裤和裙子。

注意饮食的调理，饮食应多样化，不可偏食，忌食生冷寒凉菜、冷饮、田螺、蚌肉、食醋、辛辣刺激性食物。应多食用胡萝卜、橘子、佛手、荠菜、香菜、花椒、茴香、生姜、鸡蛋、动物肝肾、鱼类、豆类等食物。

（3）做好经期的卫生保健很重要。注意保暖、避免剧烈运动，过度运动很可能让痛经更剧烈，出血更多。月经期禁止游泳和盆浴，因阴道和水中的细菌很有可能进入子宫，容易引起盆腔炎症。

（4）通过公卫宣传、讲座、科普书籍等让青春期女性了解月经时轻度不适是生理反应，减轻对月经来潮的紧张、恐惧；注重家庭教育，从小养成良好的生活习惯，注意饮食有节、穿着适体，起居有常。

（5）对暂无生育意愿的女性，口服避孕药或者安置部分含药物的节育环，通过抑制排卵减少月经血前列腺素含量，对痛经疗效达90%以上。

（韩孟芳、侯　勤、谭　可）

六、四肢部

（一）网球肘

网球肘是因前臂过度旋前或旋后位导致肱骨外上髁处的伸肌总肌腱起点产生较大的张力，长期反复这种动作引发该处的慢性损伤。常出现肘关节外侧痛压痛，在用力握拳、伸腕时加重以致不能持物，会严重影响工作和生活。

1.什么叫网球肘

网球肘在医学上称为肱骨外上髁炎，好发于从事网球的运动员，故称网球肘。是指肘部附着于肱骨外上髁部的伸肌总腱及其筋膜经常受到急性或慢性牵拉，出现积累性劳损，造成筋腱变性。多见于长期、反复用力做前臂旋转，用力伸腕的人群。

2.网球肘发生原因

因为肱骨外上髁是前臂的所有伸肌的止点，是前臂肌肉活动的一个固定支柱。如果手腕过度用力、或用力时间过长、过猛。导致前臂背侧的肌肉对肱骨外上髁周围肌腱集中附着处受到牵拉和刺激，时间久了形成积累性劳损，局部出现慢性无菌性炎症，出现关节囊和伸肌腱变性、退化和撕裂，导致网球肘的发生。

3.哪些人群容易得网球肘

除了网球、羽毛球运动员外，经常手工劳作的家庭主妇、农村妇女、厨师、泥瓦工、木工、车工、油漆工、矿工、理发员等也常见。特别是家庭主妇用手搓洗衣服太多，时间太长，买菜提携菜篮，切菜，拖地板，长时间织毛衣、抱孩子及做其他需用前臂和手腕活动的家务活过多时，造成这些前臂肌肉近端的肌腱和筋膜积累性劳损，出现慢性无菌性炎症而致疼痛。

4.网球肘有哪些症状

早期表现是肘关节的外侧处疼痛,在拎东西的时候,肘关节外侧疼痛向前壁的背侧、手腕,直至食指、中指的指根部放射。总感觉酸胀不适,不愿活动等。中期会发展为持续性钝痛、剧痛,甚有烧灼感。举臂、持物、扫地、拧毛巾等动作时,可加剧肘部疼痛,甚至波及前臂、上臂、肩背部。尤其在肘关节外侧有特别的疼痛,同时伴有手臂背侧肌肉疼痛,酸软无力,在旁边的区域,有较明显的压痛点。

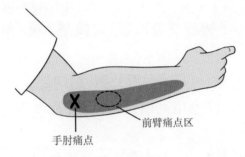

手肘痛点　　前臂痛点区

网球肘

在平时运动和日常生活中,多见于长时间手腕提重物、肘关节活动过多,如砌砖、起瓶盖、拧毛巾、炒菜、端锅或长时间洗衣服等动作时,会引起肘关节伸肌腱的无菌性炎症,出现前臂和肘部十分疼痛。当患者出现剧烈疼痛时,握物会出现无力,容易掉落,甚至拿不了碗筷,对患者的生活自理、劳动能力影响较大。

5.网球肘诊断方法

欲确诊此病,可作拧毛巾,弯手腕等动作,即为旋臂屈腕试验,方法是将肘关节伸直,腕部屈曲,然后将前臂尽量向后、向外旋转,此时如果肘部疼痛加剧,即可诊断是网球肘。

6.网球肘的自我治疗方法

在初期出现疼痛症状时,如果放任不管,易导致肘关节的炎症持续发展,疼痛会越来越重。或因摩擦造成骨膜创伤,引起骨膜炎。故首先是要多注意休息,不要劳累,要从减少对肘关节劳损开始入手,停止做刺激胳膊的任何活动,通过以下自己保守治疗方法,对轻度网球肘疼痛,可以得到缓解或治愈。

（1）准备做肘关节、腕关节活动时,需要进行热身锻炼。平时避免做过多的手腕、肘部屈伸活动。干活或用力时,在肘关节前面胳膊最粗的部位,戴一个尼龙搭扣的护肘,用来减轻肌腱在用力时受到的牵拉力量。

（2）因肱骨外上髁附着肌肉的肌腱,涉及肘关节、腕关节,故要限制肘关节的活动。因为旋转的时候会增加损伤加重,所以要限制肘关节和腕关节的旋转活动。生活中要注意尽量别提太重的东西,别干重活,减少对肘关节增加的压力。

（3）在痛点上进行艾灸治疗,时间是 7 天,每天 1 次,每次15～20 分钟。

（4）早期网球肘可行冰敷肘外侧,时间是 3 天,每天 4 次,每次 15～20 分钟。注意用毛巾包裹冰块,冰块不要接触皮肤,以免冻伤。

（5）还可以采用中医小妙招来缓解疼痛:

1）针灸

常用穴:阿是穴、曲池。

备用穴:手三里。

阿是穴位置:局部压痛点。

治法:阿是穴斜刺而针,可交叉刺。或由曲池进针,一针向多方透刺。如效果不佳,再加用备用穴。留针 30 分钟。亦可在阿是穴和曲池通以电针,以密波,频率 200～240 次 /min。通电20 分钟。每日或隔日 1 次。或于针后加隔姜灸 1～3 壮。

2）艾灸

取穴:阿是穴。

治法:用隔姜灸法。艾炷如拇指大,至于姜片上,每次灸 5～7 壮,到局部有红晕为度。隔日 1 次,10 次为 1 个疗程。

3）刺罐贴灸

取穴:阿是穴。

治法：先用皮肤针叩刺至微出血，加拔小气罐（将青霉素瓶磨去底，边缘须光滑，用注射器抽去空气，成负压），5 分钟去罐。外敷丁桂散（丁香、肉桂等分研末），用艾条温灸 15 分钟。每周2～3 次，5 次为 1 个疗程。

4）中药外敷

复方白芥子散

组成：白芥子、细辛、延胡索、甘遂、沉香、法半夏。共为细末，玻璃瓶备用。

用法：以药粉适量，加姜汁或麻油、醋、蜂蜜调成直径 2.5 厘米、厚 1 厘米的圆饼，贴于肘外侧痛处，胶布固定，贴 5～7 小时（感到痛痒时可将药除下）。

若皮肤无破损，隔日一换，方法如前，一般 5～7 次为 1 个疗程；若皮肤破损，涂以烫伤膏或龙胆紫，皮肤完好后可再贴。

7. 网球肘的无创或微创手术治疗

如果出现疼痛比较明显，就需要及时去医院采取对症治疗，避免继续加重，千万不要长时间去忍受慢性疾病带来的痛苦。

（1）选择无创治疗。如针灸、中频电刺激、小针刀、HYJ 微波、红外偏振光照射、冲击波、推拿和局部外贴消炎镇痛膏药。短时间口服非甾体抗炎药物来缓解局部的炎症。经过综合治疗会起到缓解的效果。还可选择舒筋活血，消肿止痛，活血散瘀，祛风散寒的中药外敷。注射富血小板血浆，有利于细胞组织修复，促进骨和肌腱等组织的再生，疼痛可以得到明显缓解。

（2）选择局部神经阻滞治疗。如果仍呈进行性加重的趋势，则需要通过关节镜微创手术，把肌腱损伤所致粘连，瘢痕彻底松解，可以明显缓解疼痛。

8. 网球肘的康复训练有哪些方法

（1）伸腕肌屈伸锻炼：锻炼时将身体放松站立，手臂伸直后用另外一只手握住前臂上 1/3 处，试着做屈腕以及伸腕的动作，慢慢加快速度，可帮助促进前臂及肘关节部位的血液循环。

（2）抗阻训练：如果病情逐渐减轻，就可选择做抗阻训练，如俯卧撑或应用哑铃，这样通过克服阻力的方法来帮助局部功能恢复，提醒注意训练力度。

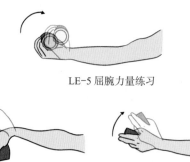

LE-5 屈腕力量练习

LE-6 伸腕力量练习

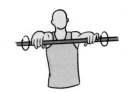

LE-7 腕关节桡偏力量练习

LE-8 前臂旋前后力量练习　　LE-9 腕关节背伸力量练习

网球肘的康复训练法

9.如何预防网球肘发生

（1）网球肘患者要注意合理休息，平时工作娱乐要有时间限定，尽量做些劳动强度不宜过大的工作，劳作中不要经常冲冷水，避免外伤，晚上不熬夜，平时保持愉悦的心态。

（2）对于家庭主妇们而言，到超市买菜或是购物时，尽量使用手推车，不要长时间拎重物行走。做家务活时应避免肘关节过度用力，不要连续长时间用手操作，洗衣服时不要长时间用双手搓揉和拧挤，不要长时间一个姿势织毛衣；打麻将时间不宜过长，防止肱骨外上髁肌筋膜劳损。

（3）平时注意锻炼身体，主动进行握拳、屈肘、旋前、用力伸直出拳，活动上肢关节，增强肌力，有助于防止本病的发生，但在运动用力时，戴前臂加压抗力护具，可以减弱前臂肌肉产生力量。进行功能锻炼前注意热身运动。

（4）在饮食上宜多吃新鲜蔬菜、水果、豆类、牛奶、蛋类以及多种维生素食物，必要时补充钙剂。

（刘怀清、杨　晓）

（二）　膝骨关节炎

膝关节炎是在膝关节及其周围组织发生慢性炎性病变的疾病，多发于中年以后人群。与创伤、炎症、衰老、肥胖、自身免疫反应、代谢和遗传、退行性病变等因素有关。严重者导致功能障碍及关节畸形、关节残疾，影响患者生活质量。

1. 什么叫膝骨关节炎

膝骨关节炎是指以膝关节慢性退行性改变为特征的关节疾病。病变常累及膝关节骨质、滑膜、关节软骨及半月板等膝关节结构，主要表现为关节软骨退行性变和关节骨质增生。早期病理变化发生在关节软骨，膝关节软骨局部发生糜烂、软化、脱落，导致软骨下骨质外露，骨髓水肿，骨质硬化，随后发生滑膜炎症水肿，半月板及关节周围组织的炎性改变，进行性侵犯膝关节，最终使关节面破坏，形成关节畸形，使膝关节生物应力平衡失调，出现关节疼痛，功能障碍。

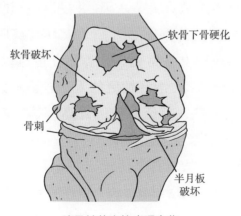

膝骨关节炎的病理变化

根据病因不同可分为原发性骨性关节炎和继发性骨性关节炎两类。此病多见于 50 岁以上的人群，女性多于男性，它是一种慢性、无菌性、炎症反应改变的病理过程。

2.膝骨关节炎是怎么发生的

原发性膝骨关节炎原因尚不完全清楚，临床观察与体形、性别、年龄、气候等相关。继发性膝骨关节炎常与关节畸形、关节损伤、关节炎症等有关，各种原因造成的膝关节软骨破坏，会形成膝关节慢性炎症反应，促进骨质增生，进行性侵犯关节，都会引起膝骨关节炎的发生。

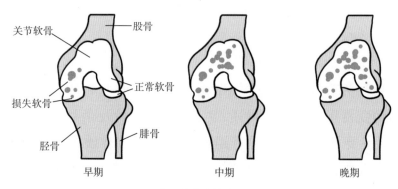

关节软骨　股骨

正常软骨

损失软骨

胫骨　腓骨

早期　中期　晚期

膝骨关节炎的表现

3.哪些人易患膝骨关节炎

膝骨关节炎多见中老年发病，随着年龄增长，钙流失、骨质疏松、全身性骨关节退行性变等损伤会使膝关节软骨受损。膝关节本身就是身体的承重关节。因此，肥胖及粗壮体形人群，从事体力劳动的人群发病率明显升高。女性发病明显高于男性，尤其是绝经期前后的女性常见。营养不良也可以导致本病的发病率增高。居住在寒冷、潮湿地区的人，发病率较高。还有常穿高跟鞋的人群发生骨关节炎的比例升高，长期应用糖皮质激素的，骨关节炎的发病率也明显升高。

4.膝骨关节炎该怎么治疗

膝骨关节炎通常采用阶梯治疗，根据膝骨关节炎病变严重程度，采用不同的治疗方案，阶梯治疗的目的是缓解或消除疼痛，改善关节功能,提高生活质量。

(1)临床确诊病情:首先要根据病史,有无外伤史,以及临床症状,如关节疼痛、肿胀、活动受限等,再结合体征及X线检查为表现关节间隙不均匀变窄,骨赘形成,软骨下骨硬化,严重的出现明显的膝关节畸形;必要时可行膝关节磁共振检查,来明确诊断。

(2)合理临床治疗:膝关节局部应用玻璃酸钠注射液,富血小板血浆,干细胞治疗等,这些药物具有消炎、止痛、促进关节软骨修复的作用,还有一些中药治疗也有一定作用。

(3)修复性治疗:当膝骨关节炎发展到中期,基础治疗加药物治疗不能取得满意的治疗效果,且病情持续加重,则要及时加用修复性治疗,临床最常用的修复治疗手段包括:关节镜清理术,关节软骨修复术及生物治疗,膝关节周围截骨手术。根据患者的病情选择合理的治疗方式。

(4)重建治疗:膝关节骨关节炎进一步发展到了晚期的时候,膝关节疼痛严重,静息痛,关节肿胀畸形,关节间隙狭窄,大量骨赘形成,关节功能障碍,这个时候就要进行关节重建治疗,目前关节重建的方法主要有:膝关节部分置换术和人工膝关节置换术。

(5)膝骨关节炎出现后患者也可以配合采用中医康复理疗进行辅助治疗,主要包括小针刀、HYJ微波以及艾灸、推拿按摩、药膳治疗等。

1)艾灸:艾灸治疗膝关节痛,常选择委中、肾俞、关元、气海等穴位。采用温和灸法,每天1~2次,每次30~40分钟。10天为1个疗程,歇2~3天进行下一个疗程。

2)刺血拔罐:在膝关节疼痛部位寻找青色的静脉,以三棱针点刺后,则出血如豆,然后加拔火罐。若无静脉,可在压痛点处以皮肤针叩刺后再拔火罐。然后在委中处刺血拔罐,如见委中附近有怒张的静脉,则以三棱针点刺拔罐,留罐10~15分钟。

本法对久痛不愈及扭伤所致的膝关节疼痛疗效显著。

3）按摩：每晚睡前用热水泡脚后，用两手拇指使劲按膝盖后窝里的委中穴，按上一两分钟。再揉后腿肚上的承山穴，顺时针36下，逆时针36下，有较好止痛效果。

4）药膳

① 人参猪蹄汤

材料：猪蹄块300克，红枣20克，人参片10克，枸杞20克，白酒10毫升，姜片30克，盐、鸡粉适量。

用法：锅内加水、白酒煮沸，将猪蹄入锅汆烫。砂锅中注水烧开，撒上姜片，倒入汆过水的猪蹄，放入洗净的红枣、枸杞、人参片，淋入少许白酒，拌匀提味，炖至食材熟透，加入少许盐、鸡粉，拌匀调味即可食用。

具有补肝肾、强筋骨功效，适合于腰酸软、膝关节疼痛等症患者。

② 丹参牛膝汤

材料：丹参5克，牛膝3克，红糖少许。

用法：取丹参、牛膝洗净放入锅中，加清水。煎煮15分钟后加入红糖稍煮。滤去渣，取汁饮用。

具有行气通络、活血化瘀、强筋壮骨等功效，适合于腰腿、膝关节疼痛。

③ 生姜羊肉汤

材料：羊腿肉1000克，姜片15克，当归5克，黄酒25克，葱花5克，胡椒粉1克，熟猪油50克，盐适量。

用法：羊肉洗净切片，把黄酒、熟猪油、当归、姜片、盐一起放入大瓷碗中，加水蒸2～3小时，加入葱花、胡椒粉即成。

具有可温中驱功效，适合于形寒肢冷、颈肩腰腿、膝关节痛并伴有关节肌肉僵硬等症患者。

5. 自我康复训练方法

膝关节是人体的负重关节，主要的自我康复训练方法是将力量训练和平衡训练相结合。康复训练讲究的是循序渐进，以自己能够承受，锻炼后不感觉疲劳为度。在日常生活中应合理运动锻炼，主要推荐以下运动方式。

（1）肢体平衡训练：比如简单的体操、太极拳等，增加人体整体稳定性，协调性。

（2）力量练习：力量练习可增加肌力，防止肌肉萎缩，特别是股四头肌锻炼，可增加膝关节力量及稳定性。

（3）低负重锻炼：比如散步、骑自行车、游泳等低负重活动，可以加强大腿局部肌肉力量，减少关节部位疼痛，改善局部组织血液循环。

6.怎么预防膝骨关节炎

膝关节有"5怕"——怕老、怕胖、怕磨、怕冷、怕伤。预防膝关节疼痛就要注意少蹲、少跪、少爬坡，多锻炼大腿肌肉。

（1）养成良好的生活习惯，保持良好的心情和充足的睡眠，多摄入含蛋白质，维生素及矿物质丰富的食物，增加关节营养。运动前要充分的热身，这有利于保护我们的关节和肌肉不易受到损伤，患有膝骨关节炎的人，尽量避免穿高跟鞋走远路，高跟鞋会改变下肢的用力线。应首选厚底而有弹性的软底鞋，以减少膝关节所受的冲击力，避免膝关节软骨发生撞击、磨损。要注意尽量减少上下楼梯、爬山等锻炼方式。

（2）注意膝关节保暖，尤其是气温较低时，要注意膝关节保暖，可穿保暖性较好的护膝，护膝既可以保暖，还可以保护膝关节不受损伤，尽量穿着长裤，不要把膝关节直接暴露在冷空气中。为了促进膝关节周围血液循环，可采用推拿、按摩、热敷等方式，减轻关节肿胀，减轻膝部不适，缓解膝部疼痛和肌肉痉挛。

（3）适当活动、做到劳逸结合，参加户外运动之前要轻缓地舒展膝关节，增加下肢的柔韧度和灵活性。避免膝关节过度负重和长时间处于某一体位，不要久坐、久站、久蹲。应适当活动关节，开展低负重运动，如多游泳、骑自行车，运动时要防止关节受伤。练压腿时，不要猛然把腿抬得过高，防止过度牵拉膝关节韧带和肌肉组织；打太极拳时，动作幅度不宜过大，下蹲位置不宜过低，以防膝关节负担过重发生损伤。

（4）控制体重。膝关节是负重关节，高体重使膝关节的负担增加，对肥胖人要减少体重，减少关节的承重。

（5）注意防止关节外伤。在我们日常生活中要注意防止关节外伤，如果发生韧带扭伤、关节损伤、半月板损伤，要尽早到医院检查治疗。

（谢　洪、刘怀清、邓　松）

（三）　髋部痛

髋关节部位的疼痛与髋关节骨性关节炎，周围骨质增生，引起的蜕变性髋关节炎、股骨头坏死有关系。如果出现了髋关节部位的疼痛，一定要重视，及时到医院进行检查，防止关节病变加重造成不良的后果。

1.什么是髋部痛

髋关节是我们人体最大的承重关节，是由股骨头和髋臼以及周围的关节囊、韧带、肌肉组成。它连接着我们的躯干和下肢，对于保持身体平衡和直立行走有非常重要的作用。髋部痛主要是髋关节及周围组织的退行性变、炎症、损伤等引起。如果髋部出现疼痛，要积极预防和治疗，防止它给我们生活造成不良的影响。

2.髋部痛常见于哪些病

在日常生活中，有很多原因和疾病都会造成髋部疼痛，髋部疼痛主要分为髋关节本身的疾病引起的疼痛和髋关节周围疾病引起的疼痛，常见的有以下几种：

（1）髋部过度疲劳。人体长期过度负重或者活动，致使关节及关节周围肌肉、筋膜、滑囊等组织慢性劳损，引起水肿、发炎，导致髋部疼痛。

（2）髋关节骨折。髋关节由股骨上端和髋臼及周围软组织组成，髋部的股骨粗隆、股骨颈、股骨头、髋臼等骨折，引起局部出血、水肿、功能障碍，都会出现髋部疼痛。

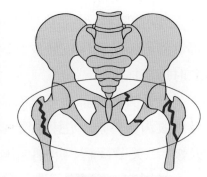

髋部易发生骨折部位

髋关节骨折

（3）椎间盘突出。椎间盘突出，压迫神经，可出现髋部疼痛。

（4）化脓性髋关节炎。各种感染导致细菌入血以及局部的损伤感染扩散到髋关节，细菌在髋关节沉积、繁殖，引起局部化脓感染，局部炎症水肿，导致髋部疼痛。

（5）免疫及代谢性疾病。常见的有痛风、骨质疏松、类风湿关节炎、风湿性关节炎，可引起关节滑膜水肿发炎，软骨破坏，造成关节功能障碍。

（6）髋关节肿瘤。肿瘤破坏关节骨及软骨组织，侵犯关节周围组织，引起髋部疼痛。

（7）髋关节滑膜炎。髋关节因外伤跑跳以及蹲起活动、受凉等原因，使髋关节异常的摩擦，滑膜发生炎症，出现炎症水肿，渗出，关节腔积液，关节腔压力升高，加上炎症物质刺激，引起髋部疼痛。

（8）股骨头坏死。由于长期饮酒、长期使用糖皮质激素、外伤等原因和股骨头特殊的结构，各种原因造成股骨头血液循环障碍，使股骨头缺血，都会引起股骨头坏死，出现髋部疼痛。

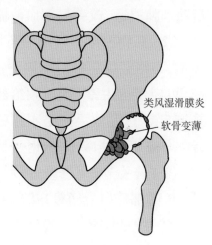

类风湿滑膜炎

软骨变薄

髋关节滑膜炎

3.引起髋部痛的滑膜炎和股骨头坏死都有哪些表现

髋关节滑膜炎通常起病比较急，主要表现是髋关节的疼痛、肿胀、功能障碍，疼痛可牵涉到大腿、臀部及膝关节，有的患者也可看到髋关节周围皮肤发红，皮肤温度升高，患肢活动时或者站立时疼痛加重。

股骨头坏死早期可没有症状，随着病情发展，逐渐出现髋部及腹股沟区疼痛，尤其在负重、活动之后可能会出现疼痛的加重及跛行，关节旋转、屈曲可出现疼痛加重，疾病早期关节活动基本不受影响，疾病进一步发展，发生股骨头坏死塌陷、关节软骨破坏脱落、软骨下骨硬化，骨髓水肿，关节滑膜肿胀渗出，髋关节出现继发性骨关节炎，髋部疼痛明显，活动、负重疼痛加重，发展到晚期，出现髋关节静息痛，关节功能障碍，严重影响生活质量。

4.髋部滑膜炎和股骨头坏死的治疗

滑膜炎和股骨头坏死的治疗主要包括一般治疗、药物治疗和手术治疗。

（1）一般治疗。患病期间加强营养，多吃高蛋白高维生素食物，控制血脂在正常范围。注意卧床休息，减少关节负重。采用合理的关节康复训练，促进关节血液循环，促进炎症吸收，防止关节周围肌肉萎缩，保持关节功能。结合中药及康复理疗，也可帮助水肿消退，改善局部血液循环。

（2）药物治疗。常用的药物治疗包括消炎镇痛药物，如塞来昔布、布洛芬等。针对病因治疗的药物，如细菌感染引起的滑膜炎，可应用抗生素，关节腔给药有玻璃酸钠注射液、富血小板血浆，临床观察，效果还是不错的。急性期关节疼痛肿胀明显，可行关节穿刺抽液减压，同时予关节腔内给药治疗。

（3）若关节破坏严重，骨关节炎晚期，就需关节置换等手术治疗。

5.髋部痛自我康复方法

髋关节炎、髋关节疼痛在家自我康复训练的方法主要是髋关节外展、外旋、后伸的训练，可以站立位或者卧位进行锻炼，要坚持锻炼,循序渐进,可收到良好效果。

另外还可以采用中医小妙招来缓解疼痛:

(1)针灸

髋痛穴位置相当于传统俞穴的合谷穴。在《针灸甲乙经》中记载:在手大指、次指间。即手俯掌平置,伸开拇、食两指。位于手背第一、二掌骨之间,约平第二掌骨的桡侧的中点。

简便取法:以一手的拇指指骨关节横纹,放在另一只手张开的拇、示两指间的指蹼缘上,屈指当拇指尖尽处即为本穴。

常规消毒后用 2 寸毫针迅速直刺 1～1.5 寸,用泻法,待针感出现后一边行针,一边让患者活动髋关节约 2 分钟,每 5～10 分钟行针 1 次,留针 30 分钟。

急性痛 5 次为 1 个疗程:慢性痛 10 次为 1 个疗程。一侧髋痛取健侧穴位,两侧髋痛取双侧穴位。

(2)按摩

每晚睡前用热水泡脚后,用两手拇指使劲按环跳穴,按上一两分钟。再揉后血海穴,顺时针 36 下,逆时针 36 下,常可有较好止痛效果。

(3)药膳

1)人参猪蹄汤

材料:猪蹄块 300 克,红枣 20 克,人参片 10 克,枸杞 20 克,白酒 10 毫升,姜片 30 克,盐、鸡粉适量。

用法:锅内加水、白酒煮沸,将猪蹄入锅氽烫。砂锅中注水烧开,撒上姜片,倒入氽过水的猪蹄,放入洗净的红枣、枸杞、人参片,淋入少许白酒,拌匀提味,炖至食材熟透,加入少许盐、鸡粉,拌匀调味即可食用。

具有补肝肾、强筋骨功效,适合于腰酸软、髋关节疼痛等症患者。

2)丹参牛膝汤

材料:丹参 5 克,牛膝 3 克,红糖少许。

用法：取丹参、牛膝洗净放入锅中，加清水。煎煮15分钟后加入红糖稍煮。滤去渣，取汁饮用。

具有行气通络、活血化瘀、强筋壮骨等功效，适用于腰腿、髋关节疼痛。

3）生姜羊肉汤

材料：羊腿肉1000克，姜片15克，当归5克，黄酒25克，葱花5克，胡椒粉1克，熟猪油50克，盐适量。

用法：羊肉洗净切片，把黄酒、熟猪油、当归、姜片、盐一起放入大瓷碗中，加水蒸2～3小时，加入葱花、胡椒粉即成。

具有温中驱寒功效，适合于形寒肢冷、髋关节痛并伴有关节肌肉僵硬等症患者。

6. 怎么预防髋部痛

为了减少髋部疼痛的发生，预防髋部疼痛，我们日常生活中要保持心情愉快，还要注意以下五个方面的问题：

（1）减少剧烈运动，尽量防止髋部外伤和疲劳，避免髋关节软骨发生撞击、磨损，减少上下楼梯；适当练太极、八段锦。运动前要充分活动热身。

（2）不抽烟，不酗酒，多吃水果和蔬菜，保持良好的生活习惯。开展合理的有氧运动，加强关节周围肌肉和韧带锻炼，增强关节的稳定性，促进关节营养及血液循环。

（3）避风寒、防感冒，注意髋部保暖，不要将关节暴露在阴冷潮湿的环境中。

（4）髋关节有明显外伤史的，要定期复查髋部，早期发现关节炎症及缺血，要避免关节过度负重和锻炼。

（5）由于其他疾病需要长期服用糖皮质激素的，尽量控制短时间、小剂量使用，定期复查髋关节MRI，及早发现关节病变。

（谢　洪、刘怀清、邓　松）

（四）糖尿病周围神经病变

糖尿病周围神经病变是糖尿病慢性并发症的一种，临床表现为双手或双足麻木、疼痛、发凉和感觉异常和痛觉、温觉、感觉迟钝。糖尿病神经病变是由于长期的血糖升高所导致的一种糖尿病的慢性并发症。

1.什么叫糖尿病周围神经病变

想知道糖尿病周围神经病变，当然要先了解一下糖尿病是怎么一回事？糖尿病是由多种病因引起的以慢性高血糖为特征的代谢紊乱综合性疾病，长期的高血糖可引起全身多个系统及组织的损伤，导致脑、眼睛、心脏、肾脏、血管、神经等各种并发症。糖尿病周围神经病变就是由于长期的高血糖刺激，引起神经纤维变性，神经冲动异常的传导，出现了肢体麻木、疼痛等一系列症状，周围神经病变是糖尿病患者人群中最多见的一种慢性并发症。

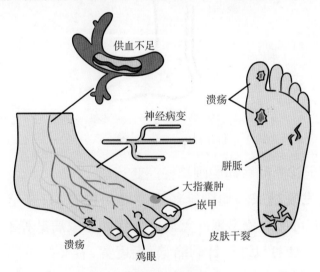

糖尿病足的病因

2.哪些人容易得糖尿病周围神经病变

周围神经病变的发生、发展与糖尿病患者的病程，血糖控制状况，肥胖，胰岛素抵抗和慢性低度炎症等因素相关。对糖尿病患者来说，患病时间越长，越容易出现明显的神经病变临床表现。在吸烟、年龄超过 40 岁以及血糖控制差的糖尿病患者中神经病变的患病率更高。

3.周围神经病变有哪些常见的症状

糖尿病周围神经病变,常常缓慢发病,多为对称性的手、脚末端自发性疼痛,通常表现为皮肤感觉异常。异常的形式多种多样,如烧灼痛、刀割样痛、蚁走感、麻木感、手套袜套样感觉等。有些患者的疼痛表现可能还要强烈,下肢感觉异常灵敏,任何轻微的触摸或接触(如衣服、被子、床单等)都可诱发剧疼,夜晚尤为明显。对温度、针刺的感觉减退,常同时合并出汗减少、皮肤干燥。因为疼痛睡眠将受到严重影响,部分患者因此而出现忧郁、焦虑等精神症状。有的患者会出现局部肢体肌肉无力感,肌肉逐渐萎缩,通常下肢较上肢重,可伴短暂刺痛感或双脚踩在棉垫上的感觉。

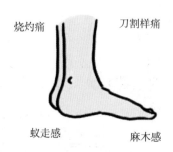

糖尿病周围神经病变症状

4.如何诊断糖尿病周围神经病变

早期发现糖尿病周围神经病变尤为重要,只有早发现,早治疗,才有可能避免出现严重的并发症如糖尿病足等不良后果。周围神经病变可以通过针刺痛觉、温度觉、音叉振动觉、10 克单丝压力觉、踝反射等来筛查,检查异常者进一步作电生理学检查(神经传导速度测定)来诊断。

(1)感觉神经功能检查。用 128 赫兹的音叉敲打后置放于患者踝关节处,检查患者对音叉振动的感觉。用尼龙单丝触及患者皮肤(特别是足底)检查患者的轻触觉,如果患者有 1 点或 2 点以上不能被感觉，则视为异常。让患者平卧闭目回答自己哪一个足趾被拨动或是否感到足趾被拨动，以检查患者的本体感觉。用冷或温热的物体，比如不锈钢小棒置于温水或冷水中，然后放在皮肤上检查患者对冷、热的感觉。用针钝端接触皮肤检查患者对针刺的感觉。

（2）运动神经功能检查。检查患者手脚活动的灵活性、动作的协调性、走路时步态是否正常，检查四肢肌肉有无萎缩，膝腱跟腱反射是否存在。

周围神经病变检查工具：音叉、测温棒、针刺笔、尼龙单丝、工具锤。

5. 出现糖尿病神经病变我该怎么办

（1）血糖控制：如果出现糖尿病神经病变，积极严格地控制高血糖并减少血糖波动是预防和治疗糖尿病周围神经病变的最重要措施。

（2）合理用药：在家庭医生的指导下使用营养、修复神经、改善微循环的药物如依帕司他、甲钴胺、神经生长因子、前列腺素E1、胰激肽原酶、活血化瘀类中药等。

（3）疼痛管理：痛性周围神经病变的患者，请及时到医院就诊，在内分泌专科医生的指导下，采取循序渐进的原则。

（4）中医治疗：木丹颗粒，对糖尿病周围神经病变患者，可以改善四肢麻木、疼痛等感觉异常，提高神经传导速度。

还可以采用中医小妙招治疗方法来缓解疼痛：

1）药膳

生姜大枣煮水：生姜 10～15 克，大葱白（连根须）3 根、大枣10 克，加适量的水煎煮取汁，每天服用 2 次。具有温经散寒，祛风止痛的功效。

2）足浴

① 花椒皮水

材料：干花椒皮 100 克，盐少许。

用法：将干花椒皮和盐放入容器中，用 1000 毫升水浸泡 30 分钟后，水开后再熬 15 分钟，一周泡脚 3 次。具有温中散寒、除湿、止痛、消炎杀菌、改善局部循环的功效。

② 乳没苦参汤

原料：苦参 100 克，乳香 15 克，没药 15 克，食用白醋适量。

用法：每日洗浴时，加入苦参，醋用 1000 毫升水浸泡 30 分钟后，水开后再熬 30 分钟，一周泡脚 3 次。具有清热、活血、通络止痛功效。

6. 糖尿病患者如何预防周围神经病变

如果患者出现糖尿病神经病变，最主要的治疗是把血糖控制好，控制血糖对于缓解糖尿病的慢性并发症是一个基本的治疗措施。

（1）血糖、血压、血脂、体重等各项代谢指标的良好管理是预防糖尿病周围神经病变发生的重要措施。尤其是血糖控制，及早严格控制血糖，不仅可以降低糖尿病周围神经病变等并发症的发生风险，可以延缓糖尿病神经病变的进展。

（2）所有的 1 型糖尿病患者确诊时和 2 型糖尿病患者诊断 5 年后，一定要重视并进行糖尿病神经病变筛查，随后至少每年筛查 1 次，并重视脚部护理。

（3）生活方式的有效干预。倡导管住嘴，合理膳食，要低糖低盐饮食。少吃含糖分高的食品，如麦芽糖，蜂蜜，馒头，糯米饭；迈开腿，适量并长期坚持运动，控制体重，提倡戒烟，限酒，限盐，规律作息时间，树立健康的心理平衡，保持心情愉快，提高糖尿病的防治意识。

中国2型糖尿病的综合控制目标

项目	目标
空腹血糖（禁食8小时）	4.4～7.0毫摩尔/升
非空腹（随机血糖）	<10.0毫摩尔/升
糖化血红蛋白	<7.0%

项目	目标
血压	＜130/80毫米汞柱
总胆固醇	＜4.5毫摩尔/升
甘油三酯	＜1.7毫摩尔/升
体重指数	＜24.0千克/米^2
腰围	男性＜90厘米；女性＜85厘米

（卢劲辉）

（五）静脉炎

静脉炎是指静脉内壁的炎症，通常是由于长时间站立、坐位或使用重物引起的。静脉炎的症状包括疼痛、肿胀、发红和灼热感。如果不及时治疗，静脉炎可能会变得更加严重，甚至可能导致截肢。

1. 什么是静脉炎

静脉炎，一般指的是浅静脉炎，是由于外周血管受到炎症刺激，或者是输注有刺激性的药物，或者静脉曲张的血管继发血栓形成，从而形成血管周围红、肿、热、痛等炎症反应，可触及局部条索样肿物。静脉炎分为浅静脉炎及深部静脉炎，浅静脉炎通常表现为患肢局部皮肤红肿、疼痛，行走活动时加重，可触及条索状或串珠样的结节。而深静脉炎发病突然，患肢呈凹陷性肿胀，皮肤暗红色，有广泛的静脉怒张以及毛细血管扩张，后期出现营养障碍性改变伴色素沉着或浅表性溃疡等。

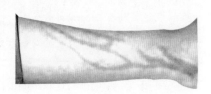

静脉炎

2. 为什么会引起静脉炎

各种原因引起人体血流缓慢或停滞，比较容易形成静脉炎，好发于长期卧床、久坐少动、肥胖、血流动力学异常等，也可见于医疗操作，如静脉血管壁受到药物刺激或机械损伤后出现血管炎症反应。

3. 静脉炎有什么表现

轻症患者会出现局部疼痛，沿浅静脉走行区域皮肤发红，或者色素沉着。静脉周围的皮肤可能发痒，或者肿胀，发病的几周到几个月内，局部可触及硬结。

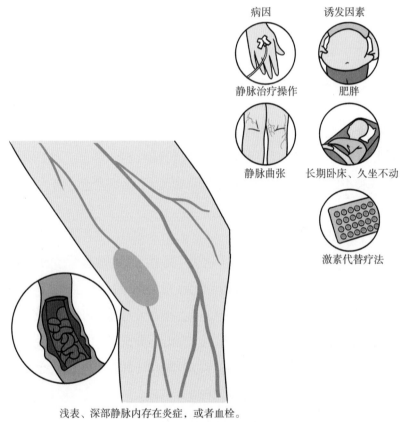

病因

诱发因素

静脉治疗操作

肥胖

静脉曲张

长期卧床、久坐不动

激素代替疗法

浅表、深部静脉内存在炎症，或者血栓。

静脉炎有什么表现

重症患者可能出现局部溃疡、并发感染，形成静脉内化脓，常与脓毒症有关，是致命的并发症，可发生于长期静脉内置管输液后。如果深静脉发生血栓破裂，破裂碎片随血流进入肺部发生肺栓塞，危及生命。

4.静脉炎去哪个科室就诊

如果沿血管方向出现了条索状的红肿、疼痛、发痒、色素沉着等，或既往有静脉血栓史、静脉曲张病史，可能患上静脉炎，建议去医院看血管外科。

5.静脉炎和静脉曲张是一样的吗

两者不一样。静脉炎主要症状是下肢静脉周围皮肤隆起、发痒、疼痛。静脉曲张是因为下肢静脉瓣膜病变引起，也可以表现为水肿、静脉扩张、溃疡形成、慢性湿疹样皮肤改变，但通常有静脉炎发作的病史，继而出现静脉曲张。二者可以根据患者症状不同，可以直接进行鉴别。

6.静脉炎应该怎样治疗

静脉炎的治疗目的是找准病因，判断清楚是机械性的、化学性的还是细菌性的。总的治疗方案是促进血液循环、减少组织缺血，阻止其进一步发展。其次，要解除因缺血造成的疼痛，以及预防组织营养不良导致的溃疡和坏疽等问题。因不同的静脉炎治疗方法是不一样的，所以需要积极的完善检查进行明确。

（1）一般治疗：去除病因，如去除静脉留置针或留置导管，在有静脉炎的血管部位，避免输液治疗。如发热合并细菌感染，应给予抗生素；如患肢疼痛明显，可给予止痛药治疗，如布洛芬、塞来昔布可缓解静脉炎引起的局部疼痛。卧床休息，抬高患肢15°～30°，促进静脉回流。

（2）局部治疗：局部治疗可以用50%硫酸镁湿敷，患肢外用芒硝、冰片等药物。浅静脉血栓性静脉炎患者，应当使用医用级别的弹力袜加压治疗。

（3）全身治疗：包括抗凝治疗（如低分子量肝素、华法林）、溶栓治疗（如尿激酶）、促进静脉回流治疗、中药治疗等。

（4）手术治疗：适用于局部性静脉炎炎症期消退后、合并下肢静脉曲张、急性深静脉炎合并股青肿患者。具体用药及治疗请结合临床，以医生指导为准。

（5）还可以采用中医小妙招来治疗：

1）针灸：针刺三阴交、阴陵泉、漏谷、中封、委中穴等，也可将这些穴位浅静脉刺出血，缓解疼痛效果佳。

2）中药外敷：赤小豆500克，食醋适量，鸡蛋1～3个。将赤小豆制为细末备用。用时取赤小豆粉适量，加入食醋及水各等份，鸡蛋1～3个取清调成膏状，涂于纱布上，厚度约10毫米，涂药范围略大于肿胀部位，于每晚饭后敷于患处，可以用塑料薄膜封包。每日1次，外敷7日为1个疗程。

3）药膳

绿豆薏苡仁糯米粥

材料：绿豆60克，薏苡仁100克，糯米30克。

用法：先将绿豆、薏苡仁、糯米用水浸泡半小时，放砂锅内加水煮2小时左右即可。隔日1次，连服7～8日为1个疗程。

7.静脉炎的预防及护理

（1）适量运动：高危因素患者尽量避免剧烈运动，平时可适度活动，避免久站、久坐或长期卧床，防止下肢静脉血栓形成。平卧休息时应抬高患肢，促进血液回流。

（2）保持健康生活方式：作息有规律，少熬夜，避风寒，合理膳食，避免焦虑情绪，可采取倾听音乐等放松心情，保持心情愉快。饮食以清淡为主，避免油腻辛辣的食物。尽量不要饮用含有酒精的饮料，可适当多摄入富含维生素的水果，如苹果、猕猴桃、香蕉等。适当多摄入优质的蛋白，如新鲜的鱼肉和虾肉、牛肉和羊肉等。

（3）严格控制血糖和血脂：凝血高危因素的人群可咨询医生是否预防性应用抗凝剂，静脉曲张患者应注意皮肤的清洁、湿热，穿着高弹力袜，防止静脉曲张进一步发展。

（刘　丽、周　洁、刘　念）

七、全身疼痛

（一） 骨质疏松

骨质疏松是一种多因素所致的慢性疾病。随着我国老年人口的增加，骨质疏松发病率处于上升趋势，该病可发生于不同性别和任何年龄，但多见于绝经后妇女和老年男性。尤其是老年人，即使是轻微的创伤或无外伤的情况下也容易发生骨折。所以说骨质疏松在我国乃至全球都是一个值得关注的健康问题。

1.什么是骨质疏松

骨质疏松是一种以骨量低下、骨微结构损坏，导致骨脆性增加、易发生骨折为特征的全身性骨病。临床上主要表现为乏力、腰背或四肢疼痛，脊柱畸形甚至骨折。多数患者经积极有效的治疗后，可使症状减轻或缓解。年龄较大的患者若不能完全恢复，脆性骨折可能伴随慢性疼痛、残疾，严重者可导致死亡。

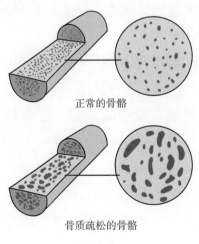

正常的骨骼

骨质疏松的骨骼

骨密度

2.为什么会引起骨质疏松

骨质疏松是一种代谢性骨病,主要是由于骨形成减少、骨吸收增加所导致。它会致使骨骼畸形,并且变得脆弱、易碎,增加骨折的风险。

3.骨质疏松的常见原因有哪些

导致骨质疏松的原因很多,具体分类如下:

(1)原发性骨质疏松的病因

1)绝经后骨质疏松:雌激素可以影响骨代谢。绝经后雌激素水平降低,无法有效抑制破骨细胞,导致破骨细胞活跃,骨细胞被快速分解、吸收,数量下降且流失加快,骨骼中空隙增加,形成骨质疏松。

2)老年性骨质疏松:老年人性激素减少,刺激了破骨细胞的同时,抑制了成骨细胞的活性,造成骨量减少。衰老过程中,还会出现营养吸收能力下降、器官功能衰退等现象,导致维生素 D 缺乏,慢性的负钙平衡等,也会导致骨量及骨质的下降。

3)特发性骨质疏松:病因尚未明确,可能与骨代谢调节异常,比如骨吸收增加,或者青春期生长突然增加,突增、形成和吸收的平衡被打破,或者与小儿钙代谢异常有关。

(2)继发性骨质疏松的病因:主要由影响骨代谢的疾病或药物导致。

1)内分泌疾病:如甲亢、甲状旁腺功能亢进、1 型糖尿病、库欣综合征。

2)消化系统疾病:胃切除术后、肝胆疾病、吸收不良综合征。

3)血液病:白血病、淋巴瘤、浆细胞病。

4)结缔组织病:类风湿关节炎、痛风、系统性红斑狼疮。

5)药物影响:糖皮质激素、肝素、甲氨蝶呤、环孢素。

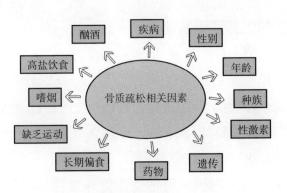

骨质疏松常见原因

4.哪些人群容易得骨质疏松

骨质疏松易发于60岁以上的老年人，以女性为多发群体。

骨质疏松的易患人群包括：

（1）体力活动过少，长期久坐久站和长期卧床者。

（2）摄入过多的含咖啡因的饮料及碳酸饮料者。

（3）缺乏钙和维生素 D，缺乏日照者。

（4）长期大量饮酒和吸烟者。

（5）高钠饮食者。

（6）喜欢素食，肉蛋奶等蛋白质摄入不足者。

（7）体重过轻消瘦者。

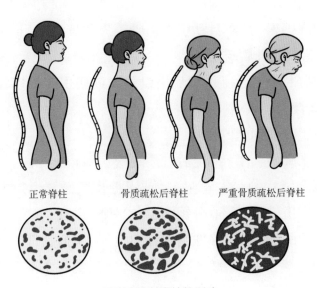

| 正常脊柱 | 骨质疏松后脊柱 | 严重骨质疏松后脊柱 |

骨质疏松对脊柱的影响

5.骨质疏松怎样正确看医生

（1）科室选择：有的患者表现为腰背部疼痛，并且发生比较严重的驼背、脊柱变形或者是病理性骨折；有的伴随糖尿病、甲状腺功能亢进、肾功能不全以及妇科疾病、内分泌紊乱。建议选择到疼痛科、内分泌科挂号后进行检查及治疗。

（2）治疗方法

1）钙剂：充足的钙摄入可帮助获得理想骨量峰值，减缓骨丢失，维护骨骼健康。目前提倡尽可能通过膳食补钙，当饮食中钙摄入不足时，给予钙剂补充。常见钙剂有以下两种：①碳酸钙：含钙量高，吸收率高，也容易吸收，不过容易引发便秘；②枸橼酸钙：含钙量低，但水溶性好，也不容易刺激胃肠道。但补充需适度，过量补钙还会导致肾结石、心血管病，并且高钙血症的人禁用。③醋酸钙：水溶性好，刺激性小，适用于胃酸缺乏的患者。且醋酸钙与磷结合能力比同量的碳酸钙大，可有效减少肠道对磷的吸收，因而也适用于高磷血症患者的治疗。

2）维生素 D：可增加肠钙吸收，促进骨骼强壮，同时应用钙剂和维生素 D，可改善平衡、降低跌倒及骨质疏松性骨折风险。

3）抑制骨吸收的药物

① 鲑降钙素：预防自动引起的骨丢失和骨溶解，适用于治疗其他药物无效的骨质疏松。

② 依降钙素：治疗骨质疏松以及由该病引起的疼痛。按医嘱，确定是否需过敏试验。

4）抑制破骨细胞的药物

① 唑来膦酸：治疗绝经后骨质疏松。静脉滴注。

② 利塞膦酸钠：治疗绝经后或者糖皮质激素诱发的骨质疏松。空腹服用，服药后 30 分钟内避免平卧、进食。

③ 双膦酸盐类：能够抑制破骨细胞，从而抑制骨的吸收。

④ 阿仑膦酸钠：治疗绝经后女性或者男性的骨质疏松症。空腹服用，服药后 30 分钟内避免平卧。

⑤ 依替膦酸二钠：治疗绝经后或增龄性的骨质疏松，两餐间服药。

5）性激素补充剂：雌／孕激素适用于围绝经期和绝经后女性，针对绝经症状，以及希望预防绝经后骨质疏松者。

6）选择性雌激素受体调节剂：雷洛昔芬适用于预防和治疗绝经后骨质疏松。但是潮热严重的围绝经期女性不宜用。

7）生物制剂：地舒单抗注射液：地舒单抗能够抑制破骨细胞的形成与活化，降低骨吸收、增加骨量以及改善骨强度，并且肝肾功损害对地舒单抗的吸收代谢没有影响。

6. 如何居家缓解骨质疏松

骨质疏松的居家疗法，要调整生活方式，进行良好的营养补充，日常饮食应保证进食富含钙、低盐、蛋白质和维生素的均衡膳食，为骨骼正常生长发育提高必不可少的物质基础，尤其是绝经后女性和老年人的营养补充，可防止和减少骨量的丢失。避免嗜烟、酗酒和慎用影响骨代谢的药物等。还可以采用中医小妙招的药膳治疗。

（1）枸杞羊肾粥

材料：枸杞子15克，肉苁蓉10克，羊肾1只，粳米50克。做法：将羊肾剖开，去内筋膜，切碎，同枸杞子、粳米、肉苁蓉放入锅内，加水适量，文火煎煮，待粥将熟时，加入食盐调味。适用于肝肾阴虚型骨质疏松。

（2）杜仲山药粥

材料：鲜山药50克，杜仲10克，续断10克，糯米50克。

做法：先煎续断、杜仲，去渣取汁，后入糯米及捣碎的山药，共煮为粥。适用于脾肾阳虚型骨质疏松。

（3）桃仁粥

材料：桃仁10克，生地10克，粳米100克，桂心粉2克，红糖适量。

做法：先将桃仁浸泡后去皮弃尖，与生地二药洗净后加入适量冷水,武火煮沸,改文火慢熬。30分钟后,除去药渣,将粳米洗净加入药汁中煮粥。粥熟后加入桂心粉、红糖。适用于肾虚血瘀型骨质疏松。

注意进行适当户外负重运动锻炼及抗阻运动,运动量应循序渐进,锻炼时还需采取防跌倒措施。对于中老年朋友,采用相对比较温和的民族传统健身项目,如太极拳、五禽戏、八段锦等,长期坚持对身体大有裨益。

接受适当的日光照射,可促进钙的吸收。晒太阳需讲究正确方式,要记住这两点:一是四肢暴露、不使用防晒霜、不隔玻璃、不打伞。二是每周不少于晒2~3次,每次5~10分钟,时间选择在上午10点和下午4点。

7. 怎样预防骨质疏松

(1)积极重视骨密度测试。

(2)多参与体育锻炼,增强体质。大量活动可使血液中的钙质更多地在骨骼内存留,因而提高骨的硬度,能有效地减少骨质疏松的发生。

(3)多晒太阳,阳光可以促进维生素D的合成,而钙的代谢依赖维生素D的作用,维持正常的钙磷代谢,使骨骼中钙质增加而提高骨的硬度。

(4)多食用含钙高的食物,如:牛奶、芝麻酱(糊)、虾皮、油菜、芥菜、核桃、豆制品等。

同时也要多食用富含维生素D的食物,如:鲱鱼、鳜鱼、沙丁鱼、牛奶、蛋黄、动物肝脏、蘑菇等。

此外,也可多食用瘦肉,因为瘦肉中含有蛋白质氨基酸,能促进钙吸收。

8. 如何正确看待骨质疏松

关于骨质疏松的民间说法,一定要用科学、客观的态度去看待。比如"喝骨头汤能改善骨质疏松"等说法,具有片面性。很多老年人深信"以形补形"的说法,比如:吃核桃能补脑,吃鱼眼能明目，喝骨头汤就能补钙。但这科学吗？答案当然是否定的。曾有专业学者用常规熬汤的方法，用猪大腿骨熬骨头汤，而后对其中的成分进行检测分析。结果发现：即便熬的时间足够长，骨头汤中钙的含量也极少。仅约等于同样体积牛奶的 1.6%，却摄入了不少脂肪和嘌呤。因此喝骨头汤可以补钙，但效果十分有限，所以一定要按医生治疗骨质疏松的方案，进行有效的补钙。

（严天娇）

（二）流行性感冒

世界上几乎每年都有流感流行，特别是甲型流感病毒抗原性易发生变异，多次引起世界性大流行，如 1918—1919 年的大流行中，全世界至少有 2000 万人死于流感。此外，流感病毒的变异特性会反复感染，会出现全身发热、疼痛等，严重影响到人们的工作和生活，因此防治流感十分必要。

1. 什么是流行性感冒

流行性感冒（简称流感），是流感病毒引起的一种急性呼吸道疾病，属于丙类传染病。流感以冬春季多见，临床表现以高热、乏力、头痛、咳嗽、全身肌肉酸痛等全身中毒症状为主，而呼吸道症状较轻。流感病毒容易发生变异，传染性强，人群普遍易感，发病率高，历史上在全世界有过多次暴发性流行，是全球关注的重要公共卫生问题。目前感染人的主要是甲型流感病毒中的 H1N1、H3N2 亚型及乙型流感病毒中的 Victoria 系和 Yamagata 系。

2. 流行性感冒与普通感冒的区别

流感和普通感冒的区别有如下 3 个方面：

（1）病原不同，流行性感冒是明确的甲流或乙流病毒感染引起的，传染性更强。普通感冒可因细菌、病毒等感染引起。

（2）发病季节性不同，流行性感冒多在冬春季发病，有传染病聚集性发病特点，普通感冒一年四季皆可发病。

（3）临床症状不同，流行性感冒的高热更常见，体温可以达39～40℃，并且持续的时间比较长，可达3～5天。全身的症状，像乏力、怕冷、全身的肌肉等，全身的症状比普通感冒明显。

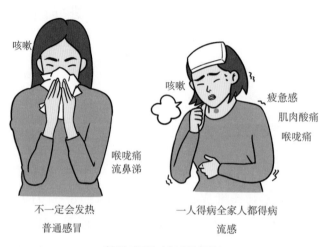

普通感冒与流感的区别

3.流感为什么喉咙痛

流感引发的喉咙痛可能是病毒感染或者细菌感染导致的咽部发炎。病毒感染引起的感冒，通常可以导致患者出现鼻塞、流涕，以及咽部症状，如喉咙痛、咽干等咽部不适症状。对着镜子，可以观察到咽部发红；有时感冒可以继发细菌感染，即开始为病毒感染，之后继发出扁桃体化脓感染，如患者出现急性化脓性扁桃体炎，这类情况通常咽痛比较剧烈，患者对着镜子，可以观察到扁桃体肿大且有脓点存在。建议多饮水，注意休息，必要时应用清热解毒的中成药进行治疗。

4.流感全身酸痛怎么缓解

流感是由流感病毒引起的呼吸道传染病，全身酸痛是流感的常见症状之一。在治疗方面，首先需要注意休息，采取对症治疗措施，如使用退烧药物等。对于流感治疗最佳的方法是针对流感病毒进行治疗，例如成人可以使用奥司他韦，它可以抑制甲型、乙型流感病毒从被感染的细胞当中释放，对于控制、减轻流感的症状，缩短流感病程均有帮助。

感冒有寒热之分。风寒感冒者，禁生冷寒凉、肥厚油腻及过甜食物，如西瓜；风热感冒者，禁辛辣燥热及助阳生热之物，如辣椒、油炸食物等。感冒时饮食应以清淡、易消化食物为主，多吃新鲜水果。寒证感冒者，宜喝生姜红糖水、热汤或热粥等。热证感冒者，伴有高热、口渴、口干、小便黄等，多吃苹果、西瓜、梨、香蕉等。

感冒发热时要多喝水，可以补充因发热而丢失的水分，还会多出汗、多排尿，带走部分热量，有利于毒素排泄，从而使体温下降。

还可以采用中医小妙招来缓解疼痛：

（1）针灸：选取大椎、肺俞、风门、足三里、迎香、曲池、太阳、印堂、天突。如采用温和灸法，每穴艾灸3～5分钟，每天1～2次。针灸要靠精确地辨证才可以达到最佳效果，比如鼻塞流清鼻涕，属于受寒引起的，艾灸大椎5分钟就会缓解症状。

（2）按摩：两手对搓，掌心热后按摩迎香穴（位于鼻沟内、横平鼻外缘中点）十余次，沿鼻梁、鼻翼两侧上下按摩100次，然后按摩鼻翼两侧的迎香穴（位于鼻唇沟与鼻翼交界处）50次。每天2～3遍。

（3）药膳

1）糯米葱姜粥

原料：葱白5根，生姜15克，糯米100克。

用法：先将糯米煮粥后加入捣烂的葱姜，适当调味热服。每日1次，趁热服用。

2）姜糖水加生姜汁

原料：生姜2片，红糖适量。

用法：生姜、红糖放入锅中加水煮开。姜糖水需趁热喝，发汗即可；另可将生姜切片后用水煎煮，再倒入适量热水浸泡双足。每日浸泡 2 次,每次 15 分钟。

3)蜂蜜柠檬榨汁

材料:柠檬 1 个,蜂蜜 100 克。

用法:柠檬榨汁后用 800 毫升沸水冲入蜂蜜调服,每天一剂,分多次服用,对人体有益。

5.流感持续咳嗽是什么原因,怎么治疗

流感病毒感染直接侵犯上呼吸道和或下呼吸道,导致分布在气道的控制咳嗽反射的神经发生障碍,产生的慢性咳嗽。咳嗽是一个修复呼吸道的过程,有的人咳嗽三五天,有的人长达几十天,轻微的咳嗽症状无须治疗。咳嗽症状影响生活时,建议就诊,推荐使用缓解咳嗽症状的药物,如复方甲氧那明胶囊、右美沙芬等。如果既往有哮喘、咳嗽变异性哮喘、慢阻肺病史,可按照既往常规药物治疗,或是增加平日的用药剂量,待咳嗽控制后再恢复至原有剂量。如果药物治疗效果不佳,还需要到医院就诊进一步评估咳嗽的原因和调整治疗。

6.如何预防流感

流感是由流感病毒引起的呼吸道传染病,因此预防流感的最有效方法是注意呼吸道隔离,避免人群聚集。在流感季节到来前,可以通过接种流感疫苗来预防流感,同时要注意手卫生,避免接触患者。对于高危人群,如老人、小孩或有基础病的人群,建议提前进行流感疫苗接种。此外,如果患有肿瘤或服用免疫制剂的患者,也需要进行季节性流感疫苗接种。

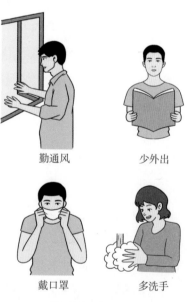

勤通风　　　　少外出

戴口罩　　　　多洗手

预防流感的方法

7.如何进行饮食预防流感

(1)葱白汤:葱白 3 根。水煎服,连服 3 天。适合受凉后鼻

塞、流清涕者。

（2）藕丝百合汤：将藕 100 克洗净削皮切细丝，百合 50 克剥片切丝，一起放入开水锅中，武火烧开后改文火煎熬成汁，藕丝和百合丝烧至酥烂，加入冰糖适量。每日 1 剂顿服或分次食用。适合健康者，口干、鼻燥等秋燥症者。

（3）芦根萝卜橄榄汤：芦根 30 克，白萝卜 120 克，葱白 7 根，青橄榄 7 个。煮汤代茶饮。连服 3 天。适合健康者，咽痛、烦渴症状者。

（4）青果萝卜汤：鲜青果 3～5 个（劈开），白萝卜 1 个（切开）。煮水代茶饮。连服 2～3 天。适合咽喉肿痛、咳痰、烦热口渴者。

（5）二白汤：葱白 15 克，白萝卜 30 克，香菜 3 克。加水适量，煮沸热饮。适合淋雨受凉偶感风寒者。

（6）赤小豆、绿豆适量熬汤服用，具有健脾祛湿作用。

8.预防缓解流感疼痛按摩法

（1）穴位按摩：①取穴：迎香、风池。②操作方法：用两手中指分别按摩两侧迎香穴，每次 1 分钟，鼻腔内有酸胀谓之得气；用两手拇指分别按摩两侧风池穴，每次 1 分钟，如局部有酸胀感谓之得气，每日 1～2 次。③穴位功效：风池为足少阳经与阳维脉的交会穴，阳维脉主阳主表，风池为风入之门；鼻为肺窍，为邪气入侵肺脏的通道，迎香穴位于鼻翼外缘中点，按摩该穴具有疏经活络、抗御外邪作用。

（2）头面部按摩：①干洗脸：两手掌心相搓，搓热后反复摩擦脸部，先顺时针，后逆时针，直至脸部发热。②梳抓头：两手五指分开放在头两侧，像梳头那样从前向后，从外向内梳抓头皮。③揉擦眼眶：两手拇指放在两侧太阳穴上，食指放在眼眶上，由内向外，先上后下，反复擦揉眼眶。④按揉太阳穴：两手拇指放在两侧太阳穴上，反复按揉，先顺时针，后逆时针。⑤揉擦鼻根：两手拇指或食指放在鼻根两侧，上下反复揉擦。

防治季节性流行性感冒，要养成生活起居规律、劳逸结合的习惯；健康饮食、保证充足睡眠；调畅情志、保持心情舒畅；注意居家及个人卫生，勤通风消毒，防寒保暖，远离人群聚集场所；注意适当锻炼，在提高抵抗力的同时，一定要加强个人防护，如当必须外出时，务必做好戴口罩、勤洗手等防护工作。

（李海波）

（三）新型冠状病毒感染

新型冠状病毒感染（简称新冠病毒感染）改变了大家的认知和生活，目前全世界与新冠病毒感染共存，经过人类的研究和抗争，新冠病毒感染已成为一个可防可治的常见疾病。故了解掌握新冠病毒感染的症状及防治措施是必要的。

1. 什么是新冠病毒感染

新冠病毒感染是指新冠病毒进入人体导致了一系列的病理变化急性传染病。新冠病毒是一种先前未在人类生活中发现的新病毒，2020 年 1 月 12 日世界卫生组织命名为"2019 新型冠状病毒"，新冠病毒可在复制过程中不断适应宿主而产生突变，传染性极强。

2. 怎么确定是否感染新冠病毒

通过新冠病毒核酸检测、新冠病毒抗原检测的结果，以及患者症状、密切接触史等进行判断是否感染新冠病毒。

如果近期曾与新冠病毒感染者有过密切接触，且有干咳、发热、乏力等症状，可以怀疑是新冠病毒感染。可以自行在家中做新冠病毒抗原检测，阳性提示为新冠病毒感染，但结果可能会出现误差。如果有需要还可以到核酸检测点做新冠病毒核酸检测，以确定是否感染新冠病毒。

3.哪些人群容易感染新型冠状病毒

一般来说，人群普遍易感新型冠状病毒。以下两类人群相比普通人更容易感染新型冠状病毒，且感染后容易发展成为重型和危重型。

（1）老年人及有基础性疾病的患者：老年人及有基础性疾病的患者免疫力相对低下，65岁以上的老年人是感染新型冠状病毒后引发重症的危险人群，80岁以上的高龄老人更是重症的高危人群。在临床当中，有基础性疾病，特别是有心脑血管疾病、呼吸系统疾病、肿瘤、慢性肾功能不全等基础性疾病的人群，感染新型冠状病毒以后引发重症的风险更高。

（2）没有接种疫苗的人群：接种新型冠状病毒疫苗可以有效降低重症和死亡风险，建议符合接种条件的人群，特别是老年人、儿童，应当尽快接种新冠病毒疫苗，符合加强接种条件的要尽快加强接种。

4.新冠病毒感染后为什么会全身酸痛、喉咙痛、肚子痛

（1）病毒感染：目前新冠病毒毒株主要为变异的奥密克戎，传染性极强，病毒入侵后，体内的免疫系统激活，释放出大量细胞因子去攻击病毒，这些细胞因子可以对中枢神经系统及全身造成损害而引起头痛、浑身酸痛等症状。新冠病毒易引起发热，发热后易引发乳酸沉积而出现浑身肌肉酸痛。如果疼痛症状较严重，患者可以在医生的指导下服用解热镇痛药物进行治疗。

（2）感染新冠病毒奥密克戎后，除了发热、咳嗽外，咽干、咽痛是主要的症状之一，且比起平时的感冒、咽喉炎、扁桃体炎，这种痛感更为强烈，导致很多人感觉咽口水如同"吞刀片"。这是由于病毒攻击上呼吸道时，会在咽喉处引起强烈的免疫反应，导致黏膜发生充血水肿，持续刺激神经末梢引起疼痛。

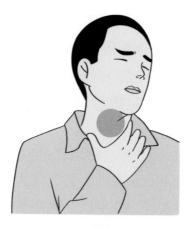

刀片样喉痛

（3）在新冠病毒感染后，病毒作用于胃肠道黏膜，导致黏膜损伤，胃肠道痉挛，导致患者出现腹痛、腹泻、腹胀等消化系统不适的症状。建议患者可以在医生的指导下使用止痛药物进行治疗。需要注意的是使用止痛药后可能出现急性胃黏膜损伤，严重者可能导致胃溃疡出血引起生命危险。

5. 新冠病毒感染引起的疼痛怎么治疗

新冠病毒感染根据病情的严重程度，主要是采取三种治疗方法。

（1）一般治疗：患病期间应多卧床休息，饮食上增加营养，多吃一些富含蛋白质和维生素的食物，并注意测量体温。

（2）药物治疗：主要是进行抗病毒治疗，可由医生指导服用奈玛特韦片／利托那韦片等抗病毒药物，用药剂量和用药时间一定要严格遵医嘱。细胞炎症较重时，需要使用地塞米松抗感染治疗。新冠感染者一般不可以使用抗生素，抗生素起不到抗病毒以及杀灭病毒作用，但是若继发细菌感染时，需配合抗生素药物治疗，例如阿莫西林、头孢等，但一定要根据药敏试验结果，选择敏感抗生素药物。

（3）呼吸支持治疗：部分新冠病毒感染的患者病情比较严重，出现呼吸困难需采取呼吸支持治疗，包括吸氧、上呼吸机等。

新冠病毒感染引起的疼痛是急性疼痛，一般短时间内可以自行好转,如疼痛不算严重也可好好休息,待病程自然好转。如果疼痛严重影响了休息,可使用布洛芬等解热镇痛药物对症治疗。解热镇痛药物可引起消化道不适及肝肾功能不全,溶血性贫血史者、严重肝肾功能不全者禁用。此药为对症治疗药,用于解热连续使用不超过3天,用于止痛不超过5天。

6.新冠病毒感染引起的疼痛需要马上到医院吗

新冠病毒感染引起的疼痛一般短时间内可以自行好转,如果疼痛剧烈使用布洛芬、塞来昔布等解热镇痛药物也能很快缓解,故一般不需要立即医院到就诊,居家观察。但需要特别注意的是,如出现呼吸困难(测得指脉氧饱和度低于94%提示血氧供应不足,低于90%提示呼吸衰竭)、合并意识障碍,还有使用止痛药后,出现了腹痛、黑便,则需要及时到医院就诊,必要时拨打"120"急救电话。

也可以采用中医小妙招来缓解疼痛:

(1)针灸

1)高热不退:点刺大椎穴,耳尖、肺俞穴放血。

2)咳嗽:可在肺俞穴、天突穴做短波治疗或者磁疗治疗,通过理疗可以促进痰液排出。或是拍打肺经上的穴位。或是进行针灸治疗。

3)鼻塞:针刺迎香穴、风池穴、鼻通穴、后溪穴。

4)腹泻:针刺足三里、天枢等穴位;艾灸神阙;隔姜灸天枢穴、足三里等穴位。

5)咽干咽痛:针刺合谷穴;或少商穴、商阳穴、耳尖处放血;从天突穴至廉泉穴进行刮痧。

6)关节、肌肉酸痛:可选取身体各俞穴(太渊、三间、陷谷、太白、神门、后溪、束骨、太溪、大陵、中渚、足临泣、太冲)进行按摩或是刮痧拔罐。

7)头痛:针刺百会穴、风池穴、太阳穴。

8)焦虑、失眠:可以取神门、三阴交、申脉、照海、气海、百会、安眠穴等进行针灸或是点按。

（2）中药熏蒸法：如果居家住所相对狭窄，通风条件不太好，可以选择中药熏蒸：藿香 15 克，佩兰 15 克，艾叶 10 克，紫苏叶 15 克，蒲公英 15 克，加少许醋。诸药在电炉上小火煮沸熏蒸房间，一天 1 次，熏蒸 5 天，以作居家避瘟净秽之用。

（3）香囊：藿香 5 克，佩兰 5 克，石菖蒲 5 克，苍术 5 克，防风 5 克，丁香 5 克，冰片 3 克。可辟邪除秽，扶正祛邪。一般可用至 1 个月，或待香味散尽后更换。

7.如何预防新冠病毒感染

（1）新冠病毒疫苗接种。接种新冠病毒疫苗可以减少新冠病毒感染和发病，还是降低重症和死亡发生率的有效手段，符合接种条件者均应接种。符合加强免疫条件的接种对象，应及时进行加强免疫接种。

（2）一般预防措施。保持良好的居家及个人及环境卫生，均衡营养、适量运动；保证充足睡眠与休息，劳逸结合、避免过度疲劳。提高健康素养，远离人群聚集场所，养成"一米线"；保持室内良好通风与消毒、勤洗手、戴口罩、公筷制等卫生习惯和生活方式，打喷嚏或咳嗽时应掩住口鼻。一定要做好个人防护、调畅情志、保持心情舒畅。

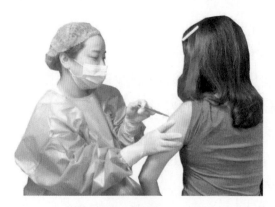

新冠病毒疫苗接种

（李海波）

（四） 诺如病毒感染

诺如病毒感染性腹泻在全世界范围内均有流行，全年均可发生感染，寒冷季节呈现高发，感染对象主要是成人和学龄儿童。美国每年在所有的非细菌性腹泻暴发事件中，60%～90% 是由诺如病毒引起。"诺如病毒"感染性腹泻属于自限性疾病，没有疫苗和特效药物，良好的个人卫生、食品卫生和饮水卫生是预防本病的关键。典型的症状表现为恶心、呕吐、腹痛、腹泻等，有时还伴有发热、头晕、肌肉酸痛、寒战等全身症状。要及时对症治疗。

1. 什么是诺如病毒

诺如病毒又称诺瓦克病毒，是人类杯状病毒科中诺如病毒属的一种病毒，是一组形态相似、抗原性略有不同的病毒颗粒。诺如病毒变异快、感染剂量低、环境抵抗力强，不怕酒精，能耐低温、抗热，不容易杀灭；感染后潜伏期短、排毒时间长、免疫保护时间短，且传播途径多样、全人群普遍易感。因此，诺如病毒具有高度传染性和快速传播能力。诺如病毒感染发病的主要表现为腹泻和 / 或呕吐，国际上通常称之为急性胃肠炎。

2. 诺如病毒如何传播

（1）消化道传播：如食用被诺如病毒污染的食物或饮用被诺如病毒污染的水源，可能会引起诺如病毒的传播。牡蛎等双壳贝类可以富集海水中的诺如病毒，为高风险食物。

（2）接触传播：在日常生活中接触了感染者的粪便、呕吐物、与感染者共同进餐等，会增加诺如病毒感染的概率。

（3）呼吸道传播：患者的呕吐物中含有病毒，在空气流通较差的地方呕吐后，空气里短时间内会有气溶胶状态病毒，其他人可能会通过吸入途径感染诺如病毒。

3. 诺如病毒感染有什么表现，怎样确定是不是感染了诺如病毒

诺如病毒感染最典型、最重要的症状表现为恶心、呕吐、腹痛、腹泻等，有时还伴有发热、头晕、肌肉酸痛、寒战（俗称"打摆子"）等全身症状。

要确定诺如病毒感染需要进行病原学检查，包括电镜检查、抗原检查、PCR检测DNA或RNA等方法。但临床上诊断诺如病毒感染，常根据患者流行病学特点、临床表现及血常规、便常规等常规实验室检查综合判断。在流行季节，特别是我国的秋冬季节，如果患者突然出现发热、恶心、呕吐、腹痛、腹泻这样的消化道症状，常提示着有肠道病毒感染，有时有集体发病的情况。进行末梢血检查白细胞总数多正常也可以稍升高，粪便常呈黄色水样便，有少量的白细胞，可以诊断为诺如病毒感染。

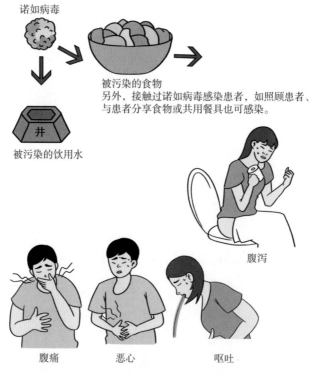

诺如病毒

被污染的食物
另外，接触过诺如病毒感染患者，如照顾患者、与患者分享食物或共用餐具也可感染。

被污染的饮用水

腹泻

腹痛　　　恶心　　　呕吐

诺如病毒感染症状

4.诺如病毒感染的治疗方法

（1）一般治疗：患者应注意休息，饮食宜清淡，避免食用辛辣刺激性食物。对严重病例尤其是幼儿及体弱者应及时输液或口服补液，以纠正脱水、酸中毒及电解质紊乱。

（2）对症治疗：诸如病毒感染不需服用抗生素。腹泻比较严重的患者可服用蒙脱石散缓解症状；剧烈恶心、呕吐的患者可服用甲氧氯普胺进行治疗；存在有反酸、胃部灼痛的患者，可服用奥美拉唑、兰索拉唑等进行缓解。呕吐或腹泻症状严重时应及时就医。

还可以采用中医小妙招来缓解疼痛：

1）按摩

① 穴位：板门。

位置：手掌面大鱼际平面。

操作：用拇指按揉板门称为揉板门，顺时针、逆时针都可以。从腕横纹推向拇指根称为横纹推向板门，可以止吐。反之，称为板门推向横纹，可以止泻。

具有健脾和胃，消食导滞。治疗乳食停滞，食欲缺乏的功效；主要治疗食积、腹胀、食欲缺乏、呕吐、腹泻、嗳气等。

② 穴位：手阴阳。

位置：掌侧腕横纹。又称大横纹。桡侧（拇指侧）为阳池，尺侧（小指侧）为阴池。

操作：两拇指自掌侧腕横纹中央（总筋穴）向两旁分推，称分推大横纹，又称分手阴阳、分阴阳。

具有平衡阴阳，调和气血，行滞消食功效；主要治疗寒热往来，腹胀、腹泻、呕吐、食积、烦躁不安。

2）药膳

① 胡萝卜汤

材料：胡萝卜1个，白糖少许。

用法：将胡萝卜洗净，切开去茎，切成小块，加水煮烂，再用纱布过滤去渣，然后加水成汤（按500克胡萝卜加1000毫升水的比例），最后加糖煮沸即可。每天食用2～3次，每次100～150毫升，腹泻好转后停用。适用于小儿腹泻。

② 胡萝卜泥：将胡萝卜洗净切丝，煮熟捣烂如泥，由于胡萝卜是碱性食品，含β胡萝卜素，在体内可转化成维生素 A，还含有果胶，有促进大便成形及吸附肠黏膜细菌和毒素的作用，是一种良好的止泻食物。

③ 焦米糊：先将大米粉放进锅中用文火炒至淡黄色，闻到焦米香时即可，不宜过焦。食用时用焦米粉加水煮，边煮边搅拌，直到煮开。然后加进 5% 白糖即成。米粉炒黄后，淀粉变成了糊精，更轻易消化，其中一部分炒焦成炭，炭末具有吸附作用，故对婴儿腹泻较为适宜，在民间广为采用。

3）其他

① 小儿 3 岁以下大便开始稀溏，可以用双手摩擦手心发热轻覆在婴儿肚脐上，每天做 21 下，大便就渐能成形。

② 止泻敷脐散

材料：吴茱萸、炒苍术各 60 克，丁香 15 克，白胡椒、木香各 6 克，米醋适量。

用法：将上述诸药焙干研粉，混合均匀，装瓶密封备用。每次取药粉 3 克，用热稠米汤或米醋调匀，将调好的药糊温敷于脐部，外加塑料薄膜隔湿，纱布覆盖，固定。每 24 小时换药 1 次，连用 3 天。

具有温中散寒，止泻功效，主要治疗小儿中寒、腹泻、腹痛。

③ 腹泻较轻症可减少奶量，以盐开水、米汤、淡茶水等代替，自制口服补液盐（1000 毫升开水或米汤、加 18 克食用糖和 3 克食盐）；预防脱水。

5.诺如病毒会反复感染吗

诺如病毒是容易引起反复感染的，诺如病毒有多种型别，感染过一种后获得的免疫保护时间不长，还有再次感染发病的可能。而且目前没有可使用的诺如病毒疫苗。

6.日常如何预防诺如病毒感染

（1）注意个人卫生：部分人群感染诺如病毒，可能是接触了不洁的食物而导致,养成饭前便后洗手的习惯、加工食物之前要洗手,防止手部沾染了诺如病毒而通过进食被传染。

(2)注意饮食饮水卫生:要选用卫生合格的桶装水,喝开水。多吃容易消化的谷类果蔬,油脂类尽量少吃,尤其是动物油,少食生冷辛辣、肥甘厚腻食物,生吃瓜果要洗净,牡蛎等贝类海产品必须充分加热煮熟后再吃。注意室内通风消毒。诺如病毒也可能会通过空气传染,所以在平时要勤开窗户。

(3)合理锻炼和休息:身体抵抗力差的人群相对容易被诺如病毒的感染,保证良好的作息时间,注意腹部保暖,加强体育锻炼,如选择慢跑、游泳等有氧运动,来增强体质,可以降低病毒的感染概率。

(4)注意患者照护:家中如果出现诺如病毒急性胃肠炎患者,需要分餐、使用公筷,不共用生活用品,尽量不要与家人密切接触,患者发生呕吐或腹泻后,应及时消毒并清理排泄物。

7.如何正确看待病毒感染

世界上的病毒的种类至少有几十亿种,目前已知263种可传染人类的病毒。我们从诞生开始,就一直在和各种微生物作斗争,只要生活在人群中,大多数人都曾经感染过这些病毒,可能没有症状不知不觉中产生了相应的抗体。

对于免疫系统来说,每每和病毒相遇,都是一场斗争。不管面对怎样的对手,最重要的是保持免疫系统的健全,与其担忧,不如做好充分的准备,锻炼身体,保持良好的生活习惯,疫苗接种,帮助身体更轻松地打赢这场斗争。

(李海波)

八、其他

（一） 带状疱疹性神经痛

带状疱疹是由长期潜伏在脊髓后根神经节或脑神经节内的水痘－带状疱疹病毒经再激活引起的感染性皮肤病，其特征为簇集性水疱沿身体一侧周围神经，呈带状分布，伴有显著的神经痛及局部淋巴结肿大，预后极少复发。如果体内病毒及传感到末梢神经的病毒被清除体外，一般是不会有后遗症发生的，反之就可能形成后遗神经性疼痛。因疼痛剧烈，被称为"疼痛之王"或"不死的癌痛"。一些患者在罹患带状疱疹后，严重影响生活质量、影响睡眠功能、影响患者情绪及工作，甚至有的会永久丧失自理能力，无法回归正常生活。该病是医学界的疼痛难题，是中老年人健康潜在的杀手。可以预见，随着我国人口老龄化加剧，带状疱疹将成为一个公共卫生问题。

1.什么是带状疱疹

带状疱疹民间多称为"蛇缠腰"或"蛇串疮"。是由水痘－带状疱疹病毒引起的一种以较剧烈疼痛为特征的疾病。发病一般均为中年以上的人群，尤其是老年人和免疫力降低者，带状疱疹病毒可经飞沫或接触传播，原发感染主要引起水痘。随后残余的带状疱疹病毒会转移到脊髓后根神经节或脑神经节内并潜伏。随着年龄增加而导致的细胞免疫功能的衰老，病毒会被再次激活，出现带状疱疹及疼痛。

带状疱疹可简单分为前驱期、疱疹期、恢复期或后遗症期。多数患者经过及时合理的治疗，疼痛和其他不适感逐渐消失，达到临床治愈，而少数患者皮损完全消退后，其神经痛超过1个月以上，称为带状疱疹后遗神经痛期。

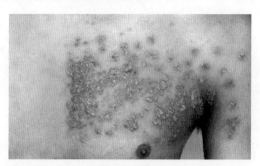

带状疱疹

2. 什么是带状疱疹性神经痛

急性带状疱疹临床治愈后，仍出现持续疼痛，超过 30 天者，即为后遗神经痛，其本质是水痘－带状疱疹病毒侵袭神经所导致的。带状疱疹后遗神经痛是困扰中老年人群的顽痛症之一，患者对疼痛高度敏感，疼痛程度异常强烈，与三叉神经痛并列被称为"疼痛之王"。只是目前三叉神经痛已经能较好地控制，而带状疱疹后遗神经痛目前曾是世界级的疼痛难题。

带状疱疹后遗神经痛持续时间，短的几个月或 1～2 年，长者甚至超过 10 年之多。急性带状疱疹皮疹痊愈后出现后遗神经痛的比例与年龄增高成正比，年龄越大，神经痛越重。

3. 发生带状疱疹神经痛的原因

人体感染带状疱疹病毒后该病毒便会潜伏在神经节内进入潜伏期且不引起任何不适症状，直至人体免疫力下降的时候，带状疱疹会乘机重新激活并沿着神经纤维向皮肤蔓延，其特征为成簇红色水疱沿着身体某部位呈带状分布，神经纤维受到带状疱疹病毒侵袭后会导致周围神经痛觉敏化而出现剧烈疼痛。

4. 哪些人更容易得带状疱疹神经痛呢

因为 90% 以上成人体内潜伏水痘－带状疱疹病毒，大约 1/3 的人在一生中会患带状疱疹。常见于老年人及免疫力低下的人群，小于 40 岁的患者中很少发生带状疱疹神经痛。但随着年龄增长，发生带状疱疹神经痛概率越高，疼痛越剧烈，60 岁以上患者发生率为 50%，70 岁以上患者发生率为 75%。带状疱疹早期未规范化治疗的患者也有较高的概率发生带状疱疹神经痛。

如是伴有糖尿病、慢性肾病、心血管疾病、慢阻肺、类风湿关节炎；免疫功能低下人群、肿瘤、伴有基础疾病的患者也是带状疱疹的高发人群。

5.带状疱疹神经痛常见的症状

带状疱疹神经痛为神经损伤后的神经病理性疼痛，该疼痛主要有以下典型的特征表现：

（1）自发痛：在没有任何刺激情况下，在皮疹分布区及附近区域出现的疼痛。

（2）痛觉过敏：对伤害性刺激的反应增强或延长。

（3）痛觉超敏：非伤害性刺激引起的疼痛，如接触衣服或床单等轻微触碰或温度的微小变化而诱发疼痛。

（4）感觉异常：疼痛部位常伴有一些感觉异常，如紧束样感觉、麻木、蚁行感或瘙痒感，也可出现客观感觉异常，如温度觉和振动觉异常，感觉迟钝或减退。

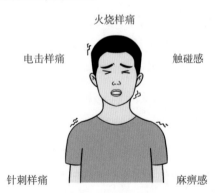

带状疱疹神经痛的表现

疼痛持续时间：30%～50% 患者的疼痛持续超过 1 年，部分病程可达 10 年或更长。

随着病程的发展神经损伤程度越重，会出现痛觉周围神经敏化及中枢痛觉敏化，以至于表现出"生不如死"的剧烈疼痛。长期的剧痛容易导致患者彻夜失眠，更有甚者出现重度抑郁、躁狂等精神－心理疾病，使患者逐步进入"疼痛——自我紧张和生活工作能力丧失——疼痛加重"的恶性循环。大多数患者可在一年内疼痛逐渐减轻或消失，但部分患者（特别是高龄未经过正规治疗的患者）的疼痛持续时间可达 10 年或者更长。

6. 得了带状疱疹我该怎么办

（1）自我治疗方法：带状疱疹神经痛在部分患者早期可出现疼痛而无典型症状的带状疱疹皮疹，其疼痛多为针刺、刀割、烧灼、虫咬的感觉，轻微触碰、风吹、接触衣服或温度的微小变化都可能诱发疼痛，该阶段患者多容易被误诊，患者可采用"ID Pain 疼痛评估量表"进行自我评估，如患者 ID Pain 总分大于 2 分有发生带状疱疹神经痛可能，建议患者立即到疼痛科、皮肤科就诊，以免延误 72 小时内最佳抗病毒时机。

ID Pain疼痛评估量表

自测题	评分	
	是	否
您是否出现针刺般疼痛？	1	0
您是否出现烧灼样疼痛？	1	0
您是否出现麻木感？	1	0
您是否出现触电般疼痛？	1	0
您的疼痛是否会因为衣服或床单的触碰而加剧？	1	0
您的疼痛是否只出现在关节部位？	-1	0
总分：最高分=5，最低分=1		

结果分析

总分	-1	0	1	2	3	4	5
分析	基本排除神经病理性疼痛		不完全排除神经病理性疼痛	考虑患神经病理性疼痛		高度考虑患神经病理性疼痛	

居家观察治疗建议如下：

1）规律作息时间，少熬夜；增强锻炼，提高免疫力；避风寒，防感冒；忌口，忌食辛辣温热食物，慎用肥甘油腻以及酸涩收敛之食物；保持乐观情绪，减轻心理负担，做到心情愉快。

2）保证充足的睡眠，避免熬夜及劳累工作，饮食宜清淡可口，注意色、香，味的调配以促进食欲。最好不要因疼痛而影响食欲。少吃多餐，保证机体能量需要。

3）贴身内衣以松软棉质为好，建议每日更换贴身内衣并高温消毒，保持清洁，勤洗手、剪指甲，避免抓挠磨破局部皮肤，防止皮损面感染。

居家还可以选用中医小妙招：

1）药膳

① 当归陈皮蛋

配方材料：柴胡15克，当归9克，陈皮9克，鸡蛋1个。

制法：以上四味加水适量，一同煮至蛋熟。

功效：行气活血，健脾和胃。

用法：吃蛋饮汤，每日1剂，连用7日。

② 马齿苋薏米粥

材料：薏米30克，马齿苋30克。

制法：先将薏米和马齿苋加水煮熟，再加红糖调味。

功效：清热解毒，健脾化湿。

用法：每日1剂，连用7日。

2）茶饮

茉莉花糖水茶

材料：茉莉花10克，冰糖适量。

制法：茉莉花与冰糖放锅内，开水浸泡，待常温后频服。

功效：理气活血，解郁止痛。

（2）医院治疗方法：罹患带状疱疹者，尽早到疼痛科规范化治疗以减少发生带状疱疹后遗神经痛风险。带状疱疹引发的神经疼痛需要及时处理，根据疼痛的发病时间段及疼痛严重程度采用不同阶梯的治疗方法。推荐微创介入与药物联合应用治疗带状疱疹神经痛可有效缓解疼痛，同时减少镇痛药物用量，减少不良反应，提高患者生活质量。目前带状疱疹神经痛的治疗方法有：

1）药物治疗：药物治疗为最基本、最常用的治疗方法。对于轻中度疼痛，选择使用对乙酰氨基酚、非甾体抗炎药或曲马多；对于中重度疼痛，则以阿片类药物吗啡为主，或者钙离子通道调节剂普瑞巴林、加巴喷丁等治疗神经病理性疼痛。抗病毒治疗，常用药物有阿昔洛韦、伐昔洛韦等。此外，还可加用利多卡因乳膏或贴剂、抗抑郁药和促进神经修复的药物等。

2）神经阻滞注射治疗：药物治疗的同时对皮损区进行注射治疗，可以迅速有效缓解疼痛并促进神经炎症消散及髓鞘修复，也可联合受累区域的神经阻滞治疗，越早进行神经阻滞治疗，有效率越高，一般建议在3～6个月内的疱疹后神经痛首选注射治疗。

3）神经调控术：神经调控技术是通过电脉冲适当地刺激产生疼痛的目标神经，反馈性调整神经的传导物质或电流，产生麻木样感觉来覆盖疼痛区域，从而达到缓解疼痛的目的，目前大量临床案例证明行多次神经调控术能减少带状疱疹后遗神经发生率。尤其是神经脉冲射频治疗，因为其几乎没有创伤，起效快，疗效确切，往往是治疗带状疱疹神经痛的首选微创介入治疗。

4）选择性神经毁损：对重度带状疱疹行神经痛或顽固性疱疹性神经痛和对感觉神经纤维以手术切断或部分切断，或用化学方法（乙醇和阿霉素）或物理方法（射频热凝和冷冻等）来阻断脑神经、脊神经、交感神经及各类神经节等的神经传导功能。

5）鞘内药物输注治疗：药物输注泵根据患者个体化镇痛需

求将药物输注到患者的蛛网膜下腔,直接作用于脊髓或中枢,达到控制疼痛的目的。

6)脊髓电刺激治疗:脊髓电刺激治疗是将电极置入硬膜外腔,影像证实位置确切后,由刺激电极产生的电流直接作用于脊髓后柱的传导束和背角感觉神经元以及脊髓侧角的交感神经中枢,从而有效缓解疼痛,减少镇痛药物用量,促进病情好转。

7)传统中医认为,带状疱疹与体内湿热困阻、后期火热伤阴、气滞血瘀等有关系,在治疗上,早期以清热解毒利湿为主,后期则考虑活血化瘀,理气。可以选用中医治疗来缓解疼痛:

① 针灸

针刺:天宗、百会、合谷、后溪、肩井、肩髃、肩髎、阳谷、小海、肩贞、曲池等。

手法:平补平泻配合电针连续波治疗,每次 30 分钟,10 次为 1 个疗程。

② 砭治刮痧:砭法刮痧过程是引邪出表的过程,刮透是将气导至病灶,冲击病邪,驱邪外出的过程,是将体内隐藏着的深层次的病邪外排的过程。

③ 刺络拔罐:选取皮疹的前部或后部(阿是穴)来进行操作,局部消毒后,可以选取梅花针或三棱针在局部(阿是穴)叩刺,刺络出血后在局部进行拔罐,这个时候血液会顺着刺络的口逐渐流出,留罐 20 分钟。有清热、活血、化瘀、止痛的作用。

④ 中药外敷

材料:鲜杠板归(蛇倒退)、食盐。

操作:取鲜杠板归 100 克,加入食盐 10 克,将鲜药洗净,晒干,每次用前加入食盐捣烂,外敷患处或绞汁涂患处,建议先敷"蛇头",也就是疱疹最先出现处。保持皮肤干燥清洁。

8)心理治疗:由于带状疱疹后遗神经痛病程迁延、疼痛剧烈,导致患者生活质量下降、抑郁或焦虑,而精神方面的因素又可使疼痛加重，心理治疗是打断这一恶性循环的关键点之一，所以对于心理治疗应给予高度重视。

7. 带状疱疹或带状疱疹性神经痛怎样预防

一旦身体莫名其妙出现发热、皮肤瘙痒、局部有针刺、刀割、烧灼样疼痛或发现呈带状分布红色丘疹、水疱等症状，需要引起注意，这可能是带状疱疹发出的早期"信号"，要尽早去医院就诊，及早发现，及早治疗，避免错过最佳的带状疱疹治疗时间段。

主要的预防措施：

（1）注意个人卫生，定期洗手，不要用别人的物品如毛巾、盥洗用具，定期清洁衣被。出现皮肤瘙痒疼痛，不要抓挠，避免感染。

（2）带状疱疹疼痛患者常常没有食欲，应多吃点有营养、易消化的食物。如新鲜的蔬菜、水果，尽量不要吃辛辣刺激、油腻性的食物。

还有清热解毒祛湿的食物，如绿豆汤、薏米粥、丝瓜、苦瓜、冬瓜等，对病情的治疗有积极的作用，有助于患者的身体康复。

（3）加强体质，多运动。

（4）免疫力低下或年龄50岁以上人群可接种带疱疹疫苗。50岁以上人群是带状疱疹的主要"攻击目标"，年龄越大越易患病，而且病情也更加严重。如果伴有慢性病患者一旦患上带状疱疹，病情会更加严重，发生带状疱疹后神经痛的风险也更高。

到目前为止，带状疱疹的治疗方法包括抗病毒、镇痛、短时间小剂量的糖皮质激素等，但对带状疱疹后神经痛的疗效有限。注射带状疱疹疫苗，可以提高易感人群的抵抗力，是特异性预防带状疱疹的有效措施。所以建议50岁及以上人群要尽早接种带状疱疹疫苗。

新冠病毒感染康复之后可以遵循专业医生指导。对于新冠病毒疫苗,确诊感染时间和接种新冠病毒疫苗时间要间隔6个月以上。其他如流感疫苗、带状疱疹疫苗等,在"阳康"后2周就可以接种。慢性病患者,如糖尿病、慢性肾病、心血管疾病、慢阻肺等慢性病人群,待病情稳定后,同样可以接种带状疱疹疫苗。

(李　刚)

(二) 痛风

痛风病发作起来像刀割,像锥刺,让人感到痛得发疯。就像一个恶魔在撕咬脚趾,导致病患部位又红又肿,直到扭曲变形。痛风是由单钠尿酸盐晶体诱发的炎症性疾病,长期嘌呤代谢活跃、嘌呤摄入过多或尿酸排泄障碍,导致血中尿酸升高,尿酸盐结晶沉积在关节滑膜、滑囊、软骨及其他组织中,引起慢性关节炎、关节损坏或结石,慢性间质性肾炎、泌尿系结石。痛风患者早期积极开展降尿酸治疗,可延缓或阻止脏器损害。就目前的医疗水平来说,痛风是一种终身的代谢性疾病,一般都需要长期维持服药。

1. 什么是痛风

痛风是嘌呤代谢障碍所致的一组异质性慢性代谢性疾病,其临床特点为高尿酸血症、反复发作的痛风性急性关节炎、间质性肾炎和痛风石形成;严重者伴关节畸形或尿酸性尿路结石。本病常伴有肥胖、2型糖尿病、高脂血症、高血压、动脉硬化和冠心病等,临床上称为代谢综合征。高尿酸血症和痛风仅为代谢综合征中的表现之一。

2. 引起痛风的原因有哪些

(1)临床上有5%~15%的人因生成尿酸过多,体内尿酸增高,发生排泄障碍,可致痛风。

(2)I型糖原贮积病可致尿酸代谢异常;血液病及恶性肿瘤

化疗或放疗后，尿酸生成过多；慢性肾脏病，因肾小管分泌尿酸减少而使尿酸增高，可致痛风。

（3）因长期使用噻嗪类利尿剂、环孢素、吡嗪酰胺、乙胺丁醇、烟酸、华法林、小剂量阿司匹林等药物，影响肾脏的尿酸排泄能力，导致血尿酸水平增高，可致痛风。

（4）大量摄入属于高嘌呤食物，如肉类、动物内脏及贝类海鲜，被身体分解为尿酸，致血尿酸水平升高，可致痛风。

（5）过量的酒精摄入是痛风发作的独立危险因素，尤其是啤酒中嘌呤成分含量比较高，诱发痛风的风险最高。

3. 哪些人容易患痛风

如果直系亲属有痛风的发作病史，那么痛风发生率比正常人要高。60 岁以上本身肥胖的男性或绝经以后的女性患者，还有一些基础疾病，如高血压、冠心病、肾病、糖尿病、白血病以及脑血管疾病史的人群。长期嗜酒、长期喜欢吃大量肉食，饭局、应酬比较多者易患痛风。

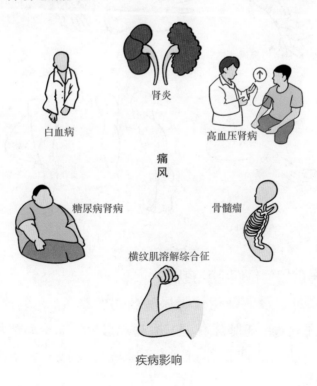

肾炎

白血病

高血压肾病

痛风

糖尿病肾病

骨髓瘤

横纹肌溶解综合征

疾病影响

4.痛风的典型表现

典型发作者常于深夜被关节痛惊醒,疼痛越来越剧烈,在6～12小时达到高峰,呈撕裂样、刀割样或咬噬样,难以忍受。疼痛的关节可以出现红肿灼热、皮肤紧绷、触摸时疼痛明显、关节活动受限。疼痛多在数天或2周内自行缓解,恢复正常。首次发作多发生在单个关节,50%以上发生在脚趾,足背、足跟、踝、膝等关节也可发生。

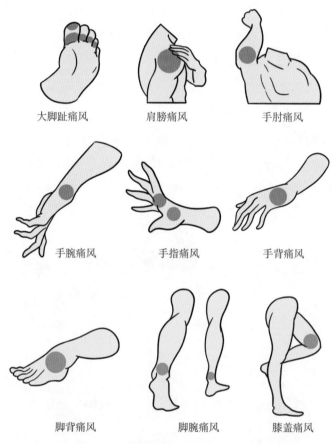

大脚趾痛风	肩膀痛风	手肘痛风
手腕痛风	手指痛风	手背痛风
脚背痛风	脚腕痛风	膝盖痛风

常见痛风发作部位

5.居家如何缓解痛风疼痛

如果过去没有使用过降尿酸药物的患者,在急性期可以进行一般性处理,如卧床休息、抬高患肢、局部冷敷、大量饮水、应用秋水仙碱或非甾体抗炎药(吲哚美辛或布洛芬等),在疼痛控制后的 2 周再应用降尿酸药物。但如果已经开始用降尿酸药物治疗后，痛风再次发作，注意不要在急性期停用降尿酸药物。

在家可以食用药膳，也能起到缓解疼痛的作用。

（1）丹参牛膝汤

材料：丹参 20 克，川牛膝 15 克，鸡血藤 30 克，红糖少许。

用法：将上述药洗净放入锅中，加清水。煎煮 15 分钟后加入红糖稍煮。滤去渣，取汁饮用。适用于疼痛明显，发热、红肿的痛风。

（2）生姜羊肉汤

材料：羊腿肉 1000 克，姜片 15 克，当归 5 克，黄酒 25 克，葱花 5 克，胡椒粉 1 克，熟猪油 50 克，盐适量。

用法：羊肉洗净切片，把黄酒、熟猪油、当归、姜片、盐一起放入大瓷碗中，加水蒸 2～3 小时，加入葱花、胡椒粉即成。

适用于反复发作性，怕风、怕冷的痛风。

6. 痛风怎样正确看医生治疗

原发性痛风缺乏病因治疗，尚无根治方法。主要是迅速控制急性发作，预防复发，纠正高尿酸血症，预防尿酸盐沉积造成的关节破坏及肾脏损害。必要时行手术剔除痛风石，对毁损关节进行矫形手术，提高生活质量。

（1）一般治疗：低嘌呤低能量饮食，多饮水，每日饮水 2000 毫升以上，碱化尿液，如口服碳酸氢钠，必要时加服乙酰唑胺 250 毫克，以增加尿酸溶解度，避免痛风结石形成。避免暴食、酗酒、受凉受潮、过度疲劳和精神紧张，穿舒适鞋，防止关节损伤，慎用影响尿酸排泄的药物如某些利尿剂和小剂量阿司匹林等。如伴有高血压、糖尿病和冠心病等，应及时对症治疗。

（2）急性痛风性关节炎：卧床休息，抬高患肢，冷敷，疼痛缓解 72 小时后方可恢复活动。尽早治疗，防止迁延不愈。应及早、足量使用以下药物，见效后逐渐减停。

1）非甾抗炎药均可有效缓解急性痛风症状，为一线用药。如吲哚美辛等可见胃肠道不良反应，可加用胃保护剂，活动性消化性溃疡禁用，伴肾功能不全者慎用。选择性环氧化酶（COX）-2 抑制剂，如塞来昔布胃肠道反应较少，但应注意其心血管系统的不良反应。

2）秋水仙碱是治疗急性发作的特效药。一般服药后 6～12 小时症状减轻，24～48 小时内得到缓解，口服可能出现腹泻等胃肠道副作用。如病情无改善时，改为静脉注射秋水仙碱能迅速获得疗效，静脉注射药液漏出血管外，可引起组织坏死，须予以预防。秋水仙碱可引起骨髓抑制、肝损害、秃发、精神抑郁、肌肉麻痹、呼吸抑制等，在骨髓抑制及肝肾损害的患者更易出现。必须应用者需减量，并密切观察病情变化。血白细胞减少者禁用。

3）糖皮质激素治疗急性痛风有明显疗效，通常用于不能耐受非甾体抗炎药和秋水仙碱或肾功能不全者。单关节或少关节的急性发作，排除合并感染，可行关节腔抽液和注射长效糖皮质激素，以减少痛风药物全身反应。对于多关节或严重急性发作者可短时间口服糖皮质激素，如泼尼松 10～15 毫克/天。为避免停药后症状"反跳"，停药时可加用小剂量秋水仙碱或非甾体抗炎药。

（3）间歇期和慢性期：对于急性痛风性关节炎频繁发作（＞2 次/年），有慢性痛风性关节炎或痛风石的患者，为长期有效控制血尿酸水平，防止痛风发作或溶解痛风石，一定要进行降尿酸治疗，使血尿酸＜6 毫克/分升，以减少或清除体内沉积的单钠尿酸盐晶体。目前临床应用的两类降尿酸药。

1）抑制尿酸生成药：选择使用别嘌醇或非布司他，非布司他在有效性和安全性方面较别嘌醇更有优势。

2）促尿酸排泄药：①苯溴马隆；②丙磺舒；③磺吡酮。通过抑制肾小管对尿酸的重吸收，降低血尿酸。根据尿酸水平调节至维持剂量，并长期用药。治疗指南推荐是使用苯溴马隆，其有效性和安全性方面优于丙磺舒。

（4）痛风石的治疗：正确选择理想的药物和剂量，将血尿酸维持在300微摩尔/升以下，可以不让痛风石继续长大。痛风石易侵蚀和破坏骨及关节软骨、滑膜、肌腱、韧带，引起手足畸形及关节功能障碍。对于反复发作、顽固肿痛的痛风石，可采取微创手术，较彻底地清除关节及其周围的尿酸盐结晶，以降低尿酸总量，减少或阻止痛风的再次发作。

（5）还可以采用中医小妙招治疗

1）艾灸：常选择委中、足三里、丰隆、昆仑、三阴交、血海等穴位。采用温和灸法，每天1~2次，每次15~20分钟。10天为1个疗程，歇2~3天进行下一个疗程。

2）刺血拔罐：在疼痛部位用火针围刺或用三棱针点刺后，则出血如豆，然后加拔火罐。缓解疼痛效果也较好。

7.如何预防痛风

痛风是一种代谢性疾病，尚没有某种特效药能够根治。而通过合理的饮食、运动和药物治疗，是能够将患者的尿酸水平控制在合适的范围。但是当您放松警惕，痛风可能又会找上门来。所以要注意以下措施来预防痛风发生。

（1）在痛风急性发作期，须选用含嘌呤少的食物，以牛奶及其制品、蛋类、蔬菜、水果、细粮为主。在缓解期，可适量选含嘌呤中等量的食物，如肉类食用量每日不超过120克，尤其不要在一餐中吃太多。不论在急性或缓解期，均应避免含嘌呤高的食物。

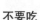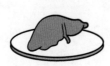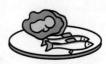

不要吃　　　　内脏　　　　　　浓汤　　　　　　部分海鲜
　　　　　　（肝、肾、脑干等）（浓肉汤、火锅汤）（小鱼干、牡蛎等）

痛风患者食谱

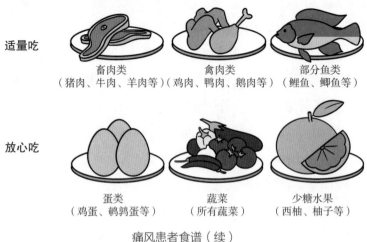

适量吃

畜肉类
（猪肉、牛肉、羊肉等）

禽肉类
（鸡肉、鸭肉、鹅肉等）

部分鱼类
（鲤鱼、鲫鱼等）

放心吃

蛋类
（鸡蛋、鹌鹑蛋等）

蔬菜
（所有蔬菜）

少糖水果
（西柚、柚子等）

痛风患者食谱（续）

常见食物含嘌呤情况：

1）含极大量嘌呤的食物：羊心、胰、浓缩肉汁、肉脯、鲱鱼、沙丁鱼和酵母等。

2）含大量嘌呤的食物：鹅肉、牛肉、肝、肾、扇贝肉、鸽肉、野鸡、大马哈鱼、凤尾鱼、鲑鱼和鲭鱼等。

3）含中等量嘌呤的食物：鸡肉、鸭肉、猪肉、火腿、牛排、兔肉、脑、内脏（胃和肠）、牡蛎肉、虾和大比目鱼，及酸苹果、菜豆（肾形豆）、小扁豆、蘑菇或菌类食品、豆制品、青豆、豌豆、菠菜和花生等。

4）低嘌呤食物：茶、咖啡、果汁、汽水等饮料，玉米粥、面条、空心面、面包等谷类，除以上提到的含中等量嘌呤蔬菜以外的各种蔬菜水果及坚果，蛋类、乳制品、奶油制品、黄油、巧克力等。

（2）尽量避免食用一些刺激性的食物、调味品刺激性食物能兴奋自主神经，可诱发痛风，如烈性酒、咖喱、芥末、生姜等辛辣刺激食物。

（3）注意食物烹调方法选用合理的烹调方法，可以减少食物中的嘌呤量，降低痛风病的发病率，如将肉食先煮，弃汤后再行烹。

（4）肥胖者减肥，尽量恢复正常体质量指数，提倡健康饮食，适当运动。

（5）戒烟，各种甜饮料也尽量少喝。

（6）烧菜时最好采用蒸、煮、炖、焖、拌等，减少油炸、煎等方法，减少烧菜时使用的油量，避免使用动物油；另外注意各种看不见的"脂类"，如各种甜糕点、花生、瓜子、开心果、核桃等。

（7）减少如盐、酱油、鸡精等含盐调味品的使用，尽量选择新鲜的食品，少吃咸蛋、熏肉、腌鱼、咸菜、霉豆腐等。

为了有效预防高尿酸，忌过食辛辣、油腻、嘌呤多的食物，日常饮食中嘌呤控制在 250 毫克以内为佳。

当然，控制血尿酸水平并不是单纯"管住嘴"就行了。因为多数尿酸来源于人体内部细胞核的分解。我们还需要从生活的各个方面做好管理。

比如避风寒，不要经常受凉；要摄入充足的水分，每天饮水量达 1500～1800 毫升；保持适度的体重；规律作息，要少熬夜；要适度活动，尽量避免剧烈运动；每周应适量活动 4～5 次，每次 30 分钟以上。一定要保持心情愉快。

温馨提醒，治疗痛风的降尿酸药物与降糖、降压药物一样，都需要长期维持用药。一旦停药，可能会出现尿酸的上升，疾病的反复。痛风的间歇期越长，对身体的损害越小；间歇期越短，发作越频繁，对身体的危害越大。总之，痛风是一种终身疾病，但并不可怕，只要勇于面对疾病，合理对症处理，积极预防和治疗，是可以让痛苦远离自己的。

（郑函尹、刘怀清）

（三） 癌性疼痛

癌性疼痛是一种极其痛苦的经历，它会让你无法入睡、进食、活动，甚至会让你感到生不如死。癌性疼痛不仅影响患者的身体,更会影响患者的精神和情绪,让患者感到绝望和无助。缓解疼痛,提高癌症患者的生活质量,是癌症治疗的最重要意义之一。

1.什么是癌痛

癌痛是癌症患者最常见的临床症状之一,是疼痛部位需要修复或调节的信息传递到神经中枢后引起的感觉,是造成癌症患者疼痛的主要原因。癌痛是肿瘤直接引起的疼痛,或是癌症相关的特殊治疗所导致的疼痛。

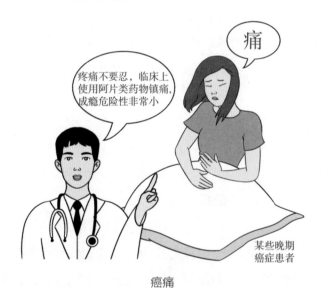

癌痛

2.癌痛的原因是什么

80% 以上的患者是由于肿瘤直接浸润造成疼痛,比如肿块压迫、浸润、转移到其他部位如骨、神经或内脏器官;20% 的癌痛是指癌症治疗导致的疼痛,比如放射性黏膜炎、放射性食管炎、放射性尿道炎;化疗药物所致的周围神经疼痛;还有手术所致的伤口疼痛,放疗、化疗或手术所致的疼痛。

3.癌痛症状有哪些

任何阶段的癌症患者,都有可能出现癌痛。据统计,癌症患者有超过一半经历疼痛,晚期癌症患者的疼痛比例则可以达到 70%～90%,全身多处均可以发生疼痛,常见骨骼痛、肌肉痛、神经痛、缺血性痛、躯体性痛、消耗性痛,可以在某个部位或者多个部位同时出现。由于癌症带来的恶病质,消耗会对患者产生心理改变,出现抑郁症和焦虑,甚至会对生活失去信心。

4.出现癌痛怎么办

如果出现癌痛,千万不要强忍,也不要紧张,建议到正规医院肿瘤科、疼痛科进行病情评估,找到癌痛原因,医院可以通过放化疗、手术、止痛药物、镇痛泵、神经破坏术等多种方法治疗,提高生活质量。

5.癌痛怎样进行评分

癌痛到底有多痛?在疼痛评估的 10 分中,0 级为无痛,1～3 级属于轻度疼痛;4～6 级属于中度疼痛(刀割皮肤),达到 7 级(女性分娩时疼痛可达 8 级)属于重度疼痛;而癌性疼痛却可达到 10 级。

(1)数字评分法:0～10 分代表疼痛的程度,0 分表示不痛,10 分表示最痛,让患者自己打分,疼痛评分可以大致评估患者的疼痛程度。

(2)表情评分法:表情评分法用于不能够正常交流的患者。

(3)主诉评分法:如果患者疼痛不影响其睡眠,疼痛一般为轻度;如果睡眠稍微受影响,但不需要使用止痛药物或者使用止痛药物的要求不是很强烈,为中度疼痛;如果严重影响睡眠,强烈需要使用止痛药物,则为重度疼痛。

6.癌痛的三阶梯治疗指的是什么

通过药物、神经调制法、精神疗法、理疗的阶梯治疗和近年发展起来的微创介入治疗等多种方法巧妙的联合应用,能有效缓解癌性疼痛。

癌痛三阶梯治疗主要原则如下:

第一阶梯,即非阿片类镇痛药物,比如布洛芬、对乙酰氨基酚等,适合于轻度癌性疼痛患者。

第二阶梯,即弱阿片类镇痛药物,常用可待因和曲马多,适合于中度癌性疼痛患者。

第三阶梯,即强阿片类药物,常用是吗啡和羟考酮,芬太尼等,适合于重度癌性疼痛患者。

近年来,癌痛采用微创介入治疗,主要包括区域阻滞技术、患者硬膜外自控镇痛、神经毁损阻断技术和鞘内药物输注系统镇痛,适合重度癌性疼痛患者。故又被称为癌痛的四阶梯治疗。

7. 癌痛治疗的五项基本原则是什么

(1)按阶梯给药:在癌痛治疗中,应当按照癌痛的程度由弱到强,选择对应的止痛的药物。轻度疼痛,选用非阿片类止痛药物,而中度和重度疼痛可以选择弱阿片类和强阿片类止痛药物。

(2)口服给药:口服药是最常见的给药途径,对不宜口服的患者可以选用其他的给药途径,如肛门给药和透皮贴剂。

(3)按时给药:按照规定时间间隔规律性给予止痛药物,按时给药有助于维持稳定的、有效的血药浓度。在出现爆发痛时,可以给予速释阿片类药物对症处理。

(4)个体化给药:按照患者的病情和癌痛缓解药物剂量,制定个体化的用药方案,每个患者对麻醉药品的敏感度和个体差异性很大,所以阿片类药物没有标准剂量。

(5)注意具体细节,对服用止痛药物的患者,密切观察其反应,及时处理各类药物的副作用。观察评定药物疗效,及时调整药物剂量。

(6)还可以采用中医小妙招来缓解疼痛:

1)针灸

① 气滞血瘀证:针灸穴位有足三里、阳陵泉、脾俞、太溪、三阴交、内关等。化瘀消积、理气活血。

② 痰湿凝聚证:针灸穴位有内关、足三里、脾俞、胃俞、中

脘、三阴交、合谷、间使等。软坚散结、化痰祛湿。

③ 热毒内炽证：针灸穴位有合谷、内关、足三里、阳陵泉、三阴交、百会、神阙（灸）等。运用针刺治疗，每日 1 次，每次留针 10 分钟；神阙用艾条灸，每日 2 次，每次 5 分钟。扶正祛邪、清热解毒。

④ 气血不足证：针灸穴位有足三里、内关、三阴交、阳陵泉等。运用针刺治疗，每日 1 次，每次留针 10～15 分钟。补养气血。

⑤ 脏腑亏虚证：针灸穴位有足三里、三阴交、脾俞、太溪、内关等。运用针刺治疗，隔日 1 次，每次留针 15～30 分钟，15 次为 1 个疗程。养益气血、温补脾肾。

⑥ 气虚血虚证：针灸穴位有内关、足三里、阳陵泉、三阴交等。运用针刺治疗中用补法，肝区疼痛者加肝俞。补气化虚。

⑦ 阴虚火旺证：针灸穴位有太冲、合谷、三阴交、肺俞、足三里等。运用针刺治疗中用补法，每日 1 次，每次留针 10～15 分钟，间断捻针，每 5～7 天为 1 个疗程。滋阴清热。

⑧ 阳虚水泛证：针灸穴位有水分、气海、足三里、三阴交、脾俞、肾俞等。运用针刺治疗中多用补法，每日 1～2 次。艾灸以灸脾俞、肾俞为主，配合气海、足三里、三阴交等穴位，每日 2～3 次，每次以艾条灸 10～15 分钟。温肾行水、健脾益气。

2）瘢痕灸（慎用）

恶性肿瘤是大结大滞，最不易消退，如欲散消，非借火力点不能，故宜用灸。特别是瘢痕灸、隔蒜灸行之有效。用艾炷燃后立即使部分肌肤烫伤而出疱，留意避免其产生感染，最终产生瘢痕。隔蒜灸是在所选穴的上面放一片 0.1～0.2 厘米厚的独头蒜片，随后置艾绒于其上，引燃灸之，一穴数壮。不仅能够缓解患者的病症，有消胀、止疼、化瘀及通调的作用，并且能有显著的刺激机体免疫功能的作用，乃至有抑制肿瘤长大的作用。

3）中药外敷（消瘤止痛膏）

方药组成：延胡索 20 克，乌药 10 克，土鳖虫 10 克，姜黄 15 克，补骨脂 20 克，乳香 12 克，没药 12 克，丹参 12 克，当归 12 克，黄芪 24 克，芥子 6 克，冰片 3 克。

用法：浓煎制成膏剂或打细粉用醋调糊状，均匀涂于癌痛相对应的体表部位，5 厘米×5 厘米，每 24 小时换药 1 次，5 日为一个周期，无特殊不适，连续 3 个周期。

对于一个癌症患者而言，切记不要病急乱投医，最重要的是放松心情，适当运动，改变个人不良生活嗜好，保证生活质量，积极治疗癌痛等并发症。

8.癌痛治疗的误区有哪些

（1）止痛药物会上瘾吗？在遵循相关指南和用药原则下，癌性疼痛患者使用吗啡而导致成瘾的概率约为 0.03%。因此，在医生指导下用药，成瘾是非常罕见的。相反，吗啡治疗可能会出现一些副作用，如恶心、呕吐、便秘等。

（2）止痛药物用量越大，代表病情越重吗？不是的，疼痛是一种主观感受，具有很大的个体差异性，吗啡剂量的大小，不能反映病情的严重程度，更不能通过止痛药物用量大小来估计生存期的长短。

（3）癌痛加重是不是病情进展了呢？癌痛加重有的和病情进展有关，有些和病情进展无关，可能是长期使用止痛药物患者出现对止痛药物的耐受，这个时候需要重新调整止痛药物的剂量。

（4）打针比口服止痛药物效果要好吗？不是的，打针容易产生欣快感，止痛效果持续时间短，不适合慢性疼痛，口服止痛药物能达到有效的血药浓度，达到稳定的止痛效果。

（5）痛的时候就吃止痛药，不痛就可以不吃了？按时服药体内镇痛药物浓度才能稳定，才能达到良好的镇痛效果，痛和不痛的时候都需要按时服药。

（6）止痛药物用了出现恶心呕吐等副作用，可以停药吗？很多患者服用阿片类药物都会出现消化道反应，如恶心呕吐、便秘、小便不好解等症状，这是止痛药物常见的副作用，出现这种情况，及时告知医生，给予对症处理后，这些症状在一周左右可以消失。

（7）一种止痛药效果不好，可以多吃几种止痛药物吗？不能，止痛药物并不是1+1=2的效果，止痛效果不佳时，及时向医生反映，在医生的指导下调整止痛药物。

（8）我吃的止痛药效果好，可以推荐给我的癌症朋友吃吗？不能，每个人疼痛原因不一样，疼痛程度不一样，建议在专科医生指导下服用止痛药。

9.放化疗会引起疼痛吗

放疗会引起疼痛，放疗引起局部组织炎症、充血、水肿、坏死、组织纤维化以及放射部位新生物形成，还有放射性食管炎、放射性膀胱炎、放射性肠炎都是放疗后患者疼痛的原因，但是放疗起效后肿瘤导致的疼痛会减轻；有些化疗药物如紫杉醇类药物有可能会引起四肢麻木、疼痛、针刺样感，甚至肌力减弱或瘫痪，但是如果化疗后患者病情好转，那么肿瘤引起的疼痛可以缓解。

在癌痛的治疗中，患者及家属的理解和配合对癌痛的治疗至关重要，首先患者及家属要意识到癌痛不需要忍耐，大部分的癌痛通过对原发病因的治疗、药物治疗、心理治疗后都是可以控制的。

（王雪梅、王军胜）

（四）　疼痛的中医治疗

人的一生中，都有过经历疼痛的病史。对于具体的疼痛疾病，应根据具体情况选择合适的中西医治疗方法，或配合中药调理，常常可获得良好的临床疗效。如能做到未病先防，就能愉快工作和生活，提高幸福指数。

1. 什么叫疼痛

疼痛是临床上一种最常见的自觉症状之一，是神经、血管、肌肉缺血或瘀堵的呼喊，是身体的一种表达方式也是一种语言。中医属于"痛症""痹症"范畴。按疼痛部位分为头痛、胸胁痛、胃脘痛、腹痛、腰痛、肌肉痛。

2. 发生疼痛的原因

（1）不荣则痛：主要是指邪气侵入或脏腑功能低下，导致气血、阴阳亏损，脏腑经络失养。通俗说就是人体营养物质减少或缺失引起的疼痛，这种疼痛叫"虚痛"。

（2）不通则痛：主要是气机阻滞，气不通畅。就是说人体内堆积"垃圾"太多，堵起了，动弹不了引起的疼痛，这种疼痛叫"实痛"。

3. 疼痛常见症状有哪些

（1）虚痛：起病慢悠悠、痛一会儿歇一会儿、用手或物体捂住后症状减轻；常表现隐隐作痛、拉扯痛、空荡荡痛、冷飕飕痛等。

（2）实痛：起病快、急、痛不歇气，用手或物体捂住后症状加重。胀鼓鼓痛、针刺痛、走起走来痛、固定痛、火烧痛、绞起痛、裹起痛等。

4. 该如何处理

（1）自我治疗的方法

虚痛：虚者补之，就是扶助正气。

补气药：黄芪、人参、党参、西洋参、太子参、大枣、山药、扁豆、白术。

补血药：当归、熟地、枸杞子、龙眼肉、桑葚、鸡血藤。

补阴药：麦冬、北沙参、南沙参、百合、玉竹、石斛。

补阳药：山茱萸、补骨脂、巴戟天、杜仲、肉苁蓉、菟丝子。

药膳：将上述药物自由搭配，每一类各选1～2味，剂量10～30克，用于炖排骨、猪蹄、鸡、鸭，亦可以煲粥。适用身体虚弱之人。

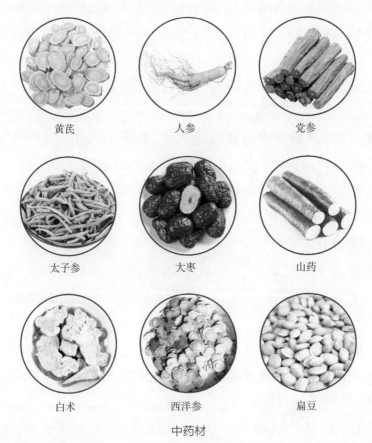

黄芪　　人参　　党参

太子参　　大枣　　山药

白术　　西洋参　　扁豆

中药材

茶饮：枸杞3克，大枣1枚，西洋参3克，陈皮1克，每次剂量，反复冲水，可食用一天。

药酒：黄芪100克，人参30克，当归30克，龙眼肉50克，枸杞子50克，熟地30克，桑葚30克，杜仲30克，肉苁蓉30克，红花10克，大枣30克，用50度米酒浸泡（让酒充分把饮片药泡透后，酒高出药片位置5厘米左右）15～20天后食用，每次10～20毫升，一天喝一次。

成药推荐：玉屏风颗粒，小柴胡颗粒，补中益气丸，地黄丸，归脾丸,生脉饮。

健康操:十点十分操、梳头功、五禽戏、太极拳、八段锦。

泡脚:黄芪 30 克,鸡血藤 30 克,桂枝 10 克,杜仲 20 克,艾叶 20 克,白术 10 克,花椒 10 克,用 3000 毫升水煮,水开后再用小火煮 20 分钟,去药渣待水温 40℃时倒入洗脚盆里浸泡 10～15 分钟,每周可泡脚 3 次。注意脚上皮肤破损者不能泡。

艾熏:可艾条熏人体四大强壮穴位,关元、内关、合谷、足三里,每穴熏 10～15 分钟。

关元穴:从脐到耻骨联合是五寸,把它分成五等份,关元穴在脐下三寸的位置上(在腹正中线上,肚脐下 3 寸)。

内关穴:腕横纹和肘横纹,两个纹之间,是 12 寸,我们把它分成一半,是 6 寸,再分成 3 份,在两个肌腱之间,这个位置(腕横纹即皱褶上 2 寸)。

合谷穴:叫虎口穴。一只手的手指第一个掌指关节,放在自己另一只手的指蹼缘上,然后拇指下压,拇指的指端指的位置。

足三里:髌骨的下缘,这有一个凹陷,我们用患者的四个指,把它放在髌骨下缘,在小指的位置上,就是犊鼻穴,犊鼻穴胫骨的前脊,外一横指的位置。

注意:对艾叶过敏者不能熏,皮肤破损的不能熏,孕妇不能熏。

实痛:实者泻之就是驱除邪气。建议到医院进行正规治疗。

(2)医院治疗的方法

1)虚痛

① 气虚两虚:头晕目眩,少气懒言,乏力自汗,面色淡白或萎黄,心悸失眠。舌淡嫩,脉细弱。补气养血,八珍汤。

② 肝肾不足:头晕目眩,失眠多梦,耳鸣,记忆力减退,眼干,腰膝酸软疼痛,胁痛,女子月经量少,男子遗精。舌淡苔白,

脉细。滋养肝肾,杞菊地黄汤。

③ 脾肾阳虚:面色浮肿、㿠白,畏寒,腰膝或下腹不冷痛,肢体浮肿,久泻久痢,或五更泻,小便清长。舌淡胖,苔白滑,脉沉细。温补脾肾,附子理中汤。

2)实痛

① 气滞血瘀:胸胁胀闷,性情急躁易怒,走窜痛,胁下痞块,刺痛拒按,妇女可出现闭经、痛经、经血紫暗伴血凝块。舌紫暗、舌下可见瘀点、瘀斑,脉涩。理气活血,血府逐瘀汤。

② 寒湿闭阻:头身困重,头重如裹,肌肤色黄晦暗如烟熏,肢体浮肿,食少,欲呕欲吐,口淡不渴,便溏,小便短少。舌淡苔白腻,脉濡缓。温化寒湿,胃苓汤、实脾饮。

③ 湿热蕴结:头身困重,肌肤色黄如橘子,皮肤瘙痒,或身热汗出热不解,纳呆呕恶,便溏,小便黄。舌红苔黄腻,脉濡数。清热化湿,甘露消毒丹。

④ 痰热内盛:发热,面红目刺,声高气粗,痰黄黏稠,喉间痰响,心烦失眠,甚至哭笑无常,打人毁物,狂躁谵语。舌红苔黄腻,脉滑数。豁痰开窍、清热,涤痰汤。

5.怎样预防

(1)未病先防:是指在未发生疾病之前,做好各种预防工作,以防止疾病的发生。

1)提高正气抗邪气的能力:《素问·遗篇·刺法论》说:"正气存内,邪不可干。"

调摄精神、保持心情愉悦;适当锻炼,多晒太阳,不宜剧烈活动;生活起居要有规律,饮食有节制、劳逸有节;药物预防和人工免疫。

2)防止邪气的侵害:注意手口卫生,避免外感六淫邪气(风、寒、暑、湿、燥、火),疫疠,内伤情志或饮食,外伤和虫兽伤,在日常生活和劳作中多加留心防范。

(2)既病防变:是指疾病已经发生,应早诊断、早治疗、防止继续发展和转变。

注:文中涉及方药运用时,请在执业中医师指导下使用。

（邓　松）

（五）　躯体形式障碍疼痛

王女士,48岁开始出现月经不规律,经常感头痛,腰背部酸痛,伴有潮热、烦躁、失眠等症状。刚开始以为是更年期症状,按更年期治疗,但症状一直没有好转,在多家医院检查,未发现明显异常,各项激素指标也正常,后又吃中药调理,症状仍不见好转。随后又出现了更多身体不舒服,感觉颈部酸痛、腹痛、腰痛、双下肢疼痛,严重时疼痛难忍。她因此无法正常工作,经常辗转就诊于多家大型三甲医院的骨科、神经内科、消化内科、疼痛科,做了多次全身各部位 CT 及磁共振检查,也没有查出什么器质性的病变。她总感觉医生没给她认真看病,平时的精力几乎都用到看病、打听偏方和试用各种保健品上了,但症状仍没有缓解。人也变得容易抱怨、急躁、易怒,经常感觉浑身到处痛,睡眠也不好。她抱怨家人不关心她,不理解她的痛苦。最后,医生建议她看心理科,王女士非常奇怪,自己明明是身体痛,为什么要看心理科?但被疼痛折腾得快崩溃的她,还是将信将疑地到了心理科,最后被诊断为"躯体形式障碍疼痛",经过心理科系列治疗后症状逐渐缓解,疼痛消失。

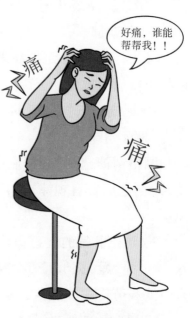

躯体形式障碍疼痛表现

1.什么叫躯体形式障碍疼痛

躯体形式障碍疼痛又称心因性疼痛,是一种不能用生理过程或躯体障碍予以合理解释的持续、严重的疼痛。情绪冲突或心理社会因素直接导致了疼痛的发生,经检查不能发现相应主诉的躯体病变。患者声称疼痛剧烈,但可能缺少器质性疼痛时所伴有的那些生理反应。

2.躯体形式障碍疼痛发生原因

躯体形式障碍疼痛的病因,可能与遗传、个性、文化程度、心理社会因素、生物学因素以及生活态度和信念等相关,女性患病的比例大于男性,可能与女性更容易将情绪问题以各种躯体形式表现出来有关。

3.躯体形式障碍疼痛的常见症状表现有哪些

躯体形式障碍疼痛的患者,其不适的症状可涉及身体的各个系统或任一部位,日常生活中比较常见的是:

(1)头痛、腰背痛及不典型的面部疼痛。

(2)疼痛的时间、性质、部位不固定,常常发生变化。

(3)患者可能反复就诊,做了很多身体检查,并没有查出能完全解释这些不舒服症状的器质性病变。

(4)患者可能已经尝试了各种药物治疗及康复理疗等,但就是不见好转。

(5)对这类疼痛和不适症状,镇痛剂、镇静剂往往无效,而抗焦虑抑郁药物可能获得意外的功效。

4.患躯体形式障碍疼痛后会带来什么影响

这类患者在到心理科就诊之前,可能会反复就诊于医院的很多科室,很多医学检查都没有发现任何器质性病变。如果没有得到及时的识别和确诊,患者会反复求医,既对患者家庭带来一定经济负担,又浪费了医疗资源。

长期的躯体不适和疼痛也会使患者出现焦虑抑郁情绪,对生活、工作造成很大的困扰。同时,家属可能会觉得患者是在"装病"，明明检查没有事儿，为什么还是那么难受？家属的不理解、不认可，可能会加重患者的躯体不适症状，将引发更多的家庭矛盾，给家庭和社会带来不良影响。

5.躯体形式障碍疼痛的治疗方法

（1）心理治疗

1）认知行为治疗，首先是进行疾病知识宣教，改变认知，让躯体形式障碍疼痛患者对疾病拥有科学客观的认识，因为这些患者的性格特点决定了他们常常会对那些他们无法掌控的事物产生担心担忧，严重时甚至发展到害怕恐惧的程度。其次就是行为上要停止反复不断的不必要就医检查行为，这类患者由于他们对自身疼痛的不了解，因而产生焦虑，为使得这种焦虑得到缓解，便发展出了他们认为的安全行为——反复不断就医和物理医学检查，恰恰这种安全行为却在不断强化其内心的错误认识，使得病情更加严重，故纠正这一行为是必要的。

2）转移注意力，降低焦虑水平，减轻疼痛。

躯体形式障碍疼痛患者的焦虑会放大其自身的疼痛症状，故使用一些有效的方法降低患者的焦虑水平对疼痛的缓解很有帮助，转移注意法是一个行之有效的方法。因为长期受疼痛的影响，患者常常将绝大部分的精力和注意力都放在了疾病问题上，然而现实是问题并未得到解决，反而使得患者更加的焦虑。如果患者能将其精力从对疾病的关注中转移到别的事情上，那前边所述的来自对疾病过度关注所致的焦虑则会减轻。这时若鼓励患者尽量恢复原本的学习和工作，闲暇时间参加一些室外活动和体育运动，将精力消耗以避免其精神内耗。同时，随着注意力的转移，患者所感受的疼痛也会随之减弱。

3）放松训练：放松，是缓解焦虑非常有效的手段，如呼吸放松和冥想放松能显著降低患者自身的紧张度，从而缓解焦虑；而渐进式肌肉放松，更是可以针对全身各处的肌肉疼痛起到有效的缓解作用。

（2）药物治疗：躯体形式障碍疼痛的患者常伴有抑郁、焦虑、失眠等症状，且与躯体症状互为因果，相互影响，形成恶性循环。一般首选心理治疗，如果单纯心理治疗效果不佳，可以辅助一些精神科药物。

如果伴有抑郁情绪，可使用抗抑郁药物治疗（如：氟西汀、帕罗西汀、舍曲林、西酞普兰、文拉法辛、度洛西汀等）。如果伴有紧张、焦虑、失眠，可使用抗焦虑药物治疗（如：丁螺环酮、坦度螺酮、阿普唑仑、艾司唑仑、氯硝西泮等）。如果伴有易激惹、反复思虑，有时可以试用小剂量抗精神病药物（如：喹硫平、奥氮平等）。

（3）物理治疗：除了心理治疗和药物治疗，物理治疗也是一个有效的补充，常用的治疗方法有：

1）经颅磁刺激治疗，利用特殊的电流形式，在患者大脑相应的脑区予以特定模式的电刺激，以使得该区域大脑功能产生抑制或兴奋的功效，继而使得患者的躯体症状减轻。

2）生物反馈治疗，通过在对患者各项生理指标进行监测的情况下，利用一些图像、动画或音乐的形式对患者进行反馈其生理指标的状态，通过不断的训练，使患者掌握管理自身情绪及放松度的方法，以达到减轻患者躯体症状的目的。

（4）还可以采用中医小妙招来缓解疼痛：

1）针灸

针刺选穴：主穴：内关、人中、三阴交。配穴：极泉、尺泽、委中、风池、完骨、天柱、百会、四神聪、神庭、印堂、上星、头维、太冲、合谷。

手法操作：内关（双侧）采用提插捻转泻法1分钟；人中应用雀啄泻法1分钟；三阴交（双侧）采用提插补法1分钟；风池、完骨、天柱（双侧）采用提插补法1分钟；极泉、尺泽、委中（双侧）采用提插泻法1分钟；百会、四神聪、神庭、印堂、头维（双侧）采用提插补法 1 分钟；太冲、合谷（双侧）采用提插泻法 1 分钟。留针 30 分钟，每日针刺 1 次，10 天为 1 个疗程。

2）按摩

① 按揉太阳穴：太阳穴位于眉梢与目外眦之间向后约 1 寸凹陷处。用两手食指螺纹面同时按揉 100 次。手法宜轻柔，带动皮下组织作顺时针方向按揉，精神放松，意念集中。

② 按揉印堂穴：印堂穴位于两眉头连线的中点。用中指螺纹面按揉 100 次。手法宜轻，带动皮下组织作顺时针方向按揉，意念集中在印堂穴，起诱导作用。以局部有轻松感为度。

③ 擦涌泉穴：涌泉穴位于足底前 1/3 与后 2/3 交界凹陷处。用手小鱼际肌部摩擦，左右交替，早晚各 100 次。临睡前洗足后推拿或早上起床前推拿。用左手小鱼际肌部擦右足涌泉穴，右手则擦左足涌泉穴。用力宜轻，手贴足心皮肤来回摩擦，频率宜快，摩擦的距离稍长，以足心透热为佳。

3）药膳

① 何首乌鲤鱼汤

材料：制首乌 15 克，黑豆 30 克，鲜鲤鱼 1 条（约 500 克），陈皮末、盐、鸡精各适量。

用法：鲤鱼去除鳞、鳃、肠杂，于冷盐水中洗净；黑豆洗净，泡发；制首乌洗净切片，一并入锅加水煮 1 小时，取汁，加入陈皮末煨煮鲤鱼。鱼熟后加入调味料，食鱼喝汤。

功效：制首乌可补肝肾、益精血、乌须发、强筋骨、化浊降脂；黑豆具有补脾、利水、解毒的功效；鲤鱼有温补作用；陈皮理气健脾。四者合用，适用于失眠、焦虑、健忘等症。

② 参须莲子汤

材料：人参须 15 克，新鲜莲子 20 克，冰糖 1 大匙。

用法：将人参须洗净，莲子剥去外壳。然后将人参须、莲子放入锅中，加适量清水先用武火烧开，然后改用文火继续煮 20 分钟，最后加入冰糖续煮至溶化即可。

功效：人参有"补五脏、安精神、定魂魄、止惊悸、除邪气、明目开心益智"的功效，是大补元气之物；莲子有去心火的功效，能够养心一、益肾气、健脾胃、增智力、解疲劳，食用时如果保留莲子心，其强心安神、缓解失眠多梦的效果会更显著。

③ 牛奶红枣粥

材料：纯牛奶500毫升，红枣10克，粳米100克，白糖适量。

用法：先将粳米与红枣洗净，红枣切成小块；把粳米和红枣放入锅中，加清水用武火烧开，调成文火煮成粥；加入纯牛奶，再烧开即可，食用时可加入适量白糖。

功效：牛奶具有补虚损，益肺胃，生津润肠之功效；红枣具有补虚益气、养血安神、健脾和胃等作用；粳米能补中益气、健脾养胃、益精强志、和五脏、通血脉、聪耳明目、止烦、止渴、止泻。三者煮成粥，能有效助睡眠，适合高压力人群。

（5）运动疗法（正念走路）

正念走路：什么是正念走路？就是专注当下，只需要体会左脚和右脚与地面接触的感觉就行，嘴里念叨两个词，比如：平安、健康、吉祥，快乐、开心、长寿。根据个人喜好即可。发现自己走神，或者又开始关注别的事情，就可以稍微评价一下自己的状态：哦，我又在想其他事儿了，然后继续感受左脚和右脚与地面接触的感觉就好。这样走下去十分钟，长期坚持下去，你的身体状态就可以逐渐的恢复，关键是学会正念思维，就是只专注当下，如果走神，对自己开始妄加评判，那么只需要说一下自己的状态就好：哦，我又开始胡思乱想了，然后继续感受当下，10分钟就可以把不良情绪抛到九霄云外。不求速成，日拱一卒，你一定会变得更好的。

6.躯体形式障碍疼痛怎样预防

强化自身的心理健康水平，多培养一些能帮助自己缓解不良情绪的方法，如加强休闲娱乐活动、体育运动以及其他的个人兴趣爱好；积极参加社会活动，多与家人和朋友沟通交流，积极主动地去表达出内心的不愉快情绪，要保持心情愉快舒畅。

（徐长友、穆小龙、刘　丽）

（六）　会阴部疼痛

　　会阴部所指的范围比较大，会阴痛有很多种原因。包括疾病因素和非疾病因素，这类患者常不愿向家人或朋友倾诉自己所患的疾病，觉得难以启齿，又不愿到医院就诊，从而耽误了治疗时机，使疼痛变得更为复杂。如果会阴部产生疼痛不适感，一定要及时到正规医疗机构的泌尿科、妇科、疼痛科就诊治疗，早期发现、早期治疗，预后相对较好。

【女性会阴部疼痛】

　　虽然很多的女性在会阴部出现病痛，但因为传统观念和生理部位的特殊性，对病因不明的阴道口、阴蒂根部、阴唇、尿道口及其周围组织剧烈疼痛，宁愿忍受着不堪的痛苦而不去看医生，却受到隐私痛的困扰而坐卧不宁。还有的女性认为，自己其实没有任何毛病，在做爱时感觉到疼痛，可能是自己个性上太保守和拘谨，没有学会配合与放松。其实，这种通常在做爱时才会出现的私处痛，除了精神因素作祟以外，肉体上的疾病也是不可忽视的。会阴部痛是一种严重影响生活质量和治疗困难的慢性、顽固性痛症。

　　1. 为什么有的女性来月经前感小腹、会阴部疼痛

　　有的女性来月经，由于受寒或子宫内膜异位等引起痛经，导致小腹胀痛，也会蔓延到阴道口的部位出现疼痛。经期女性要注意做好护理工作，根据自己的情况来酌情选择缓解来月经疼痛的方法，如食疗、适量运动。针对宫寒的女性出现痛经症状时，注意腰腹部保暖，合理饮食，经期应选择温热性的食物，忌吃寒

凉生冷及辛辣刺激之物。采用热敷的方式，可以改善经期腰腹酸痛。

2. 会阴部是如何感染真菌的

女性清洗下身，跟洗脚用的毛巾和脚盆不分开，是导致阴部真菌感染而致疼痛的一个重要原因。据数据统计，全球有30%~40%的人曾经患过足部真菌感染。不少人忽略了由脚气真菌——脚盆——毛巾——阴部感染的传染链，没有斩断真菌感染链，就会出现一边给阴部消炎，一边反复感染、反复肿胀的疼痛恶性循环。因此只要做到专用面盆坐浴（用5%高锰酸钾溶液）及阴道给药，高温消毒洗下身和洗脚的毛巾，内裤独立清洗，最好在阳光下晾干暴晒，阴部隐痛可以得到明显缓解。

3. 会阴部湿疹应注意什么

会阴湿疹是女性的一种常见病和多发病，可发生于任何年龄。常见外阴部有米粒大小的红丘疹，甚有小水疱、红肿、疼痛，奇痒。尤其睡前，痒感胀痛加剧，难以入眠。搔抓后易溃烂化脓，甚至导致恶化而危及生命。平时要保持阴部清洁是预防和治疗的关键。会阴湿疹治起来并不难，关键是及时治疗和坚持治疗。可用低浓度高锰酸钾水冲洗阴部。经常清水冲洗外阴，勤换内裤，夜间可让会阴部暴露通一下风。饮食要忌用烟酒、鱼等腥味以及葱、蒜、辣椒等刺激食物。

4. 富含草酸食物会引起会阴部疼痛吗

有一些女性出现浑浊尿液伴阴部痛，这是因为机体对食物中的草酸代谢不好，在尿液中沉积下来，达到一定浓度后，排尿时草酸盐就会刺激外阴处的皮肤，外阴的皮肤较薄，毛细血管丰富，容易受到草酸盐的侵蚀，引起阴部疼痛。在日常生活中，如何预防外阴痛？尽可能不吃或少吃富含草酸的食物，如菠菜、甜叶菜、马齿苋、萝卜、韭菜、苦瓜、花生和巧克力等。建议进食含草酸较低类的食物，如小白菜、芥菜、秋葵、西蓝花、生菜、小油菜、莜麦菜等。另外每天多次用温水冲洗外阴，来减少草酸盐的刺激。

【男性会阴部疼痛】

1. 男性感觉会阴部疼痛，这是怎么回事

有的男性会阴部痛是多见于前列腺炎，还有精索静脉曲张，尿路感染患者。到医院通过泌尿系彩超，以及前列腺液常规等检查即可诊断。

2. 前列腺炎有哪些常见表现

当出现男性会阴部疼痛，还有晨起或大便时尿道口流出少许稀薄、乳白色、水样或黏稠分泌物，或伴有遗精、早泄、血精、射精障碍、性欲减退等症状。不可掉以轻心，应到医院就诊。

如果发病迅速，会有全身感染征象或脓毒血症表现，如尿急、尿频、尿痛、高热、尿道痛、会阴部和耻骨上疼痛，直肠胀满，排便困难，痉挛可致排尿困难，甚至尿潴留。这种情况多是急性前列腺炎疾病引起，应及时到医院就诊，给予足量抗菌药物，如阿莫西林克拉维酸钾，盐酸左氧氟沙星，以及外洗和中医药辨证施治。

3. 患有精索静脉曲张该怎么办

精索静脉曲张是常见病、多发病。主要是由于过度劳累、长期久站等，以及腹腔肿瘤、肾肿瘤等疾病，使近端静脉受压引起回流受阻而导致疾病的发生。站立时一侧阴囊下垂，有时伴局部坠胀、坠痛感，可向同侧腹股沟、下腹部、腰部及会阴部放射，活动后加重，卧床休息后可缓解。好发于 20～30 岁的青壮年，发病率为 10%～15%。还有老年人、体力劳动者、长期久站的职业，如教师、理发师等。建议采用开放手术，或腹腔镜以及显微镜手术治疗。

【会阴部疼痛的治疗】

会阴部出现疼痛，若排除外伤的可能性，就是因为局部炎症所引起的，在局部出现红、肿、热、痛等表现，建议保持外阴清洁，每天用洁尔阴清洗 2 次，穿宽松的内裤，使局部血液循环不受影

响。另外，建议口服抗生素，在没有药物过敏的情况下可以口服头孢呋辛酯，并且加上替硝唑一起用药，这样会达到理想的消炎效果。

如果是因为前庭大腺脓肿所引起的会阴部疼痛，建议临床上最好是去医院给予切开引流，每天换药。

会阴痛的治疗包括行为矫正、物理治疗、止痛剂、阴部神经阻滞、外科神经松解手术，有一定效果。因为阴部神经炎是会阴痛的常见病因，靶点精确性定位行射频技术治疗，可提高治疗的成功率。另外患者需积极主动保持良好的心态，有些会阴痛患者情况复杂，用一种方法难以达到满意的效果，需要综合治疗。

还可以采用中医小妙招来缓解疼痛：

1. 针灸

选取膈俞、中极、血海、气海、三阴交、阴陵泉、水道、足三里进行治疗。先在上述各穴针刺 10～15 分钟，每日 1 次，10 次为 1 个疗程。

艾灸选穴：会阴穴，位于人体会阴部，男性当阴囊根部与肛门连线的中点，女性当大阴唇后联合与肛门连线的中点。简易取穴，可以采用胸膝位或侧卧位，穴位在会阴部，男性当阴囊根部与肛门连线的中点。女性当大阴唇后联合与肛门连线的中点。艾条回旋灸，每次 10～15 分钟。每日一次，10 天为 1 个疗程。

2. 中药熏洗

益智仁 30 克，沙苑子 15 克，黄精 30 克，扁豆花 12 克，败酱草 30 克，茜草 20 克，补骨脂 30 克，菟丝子 12 克，小茴香 12 克，炮姜 20 克，醋元胡 15 克，益母草 20 克，王不留行 15 克。取上药加水 1500 毫升，煎至约 1000 毫升，去渣，倒置盆内，坐于其上，先熏后浸洗 10 分钟，每日一次，一般 5～7 天为 1 个疗程。

3. 药膳

（1）山楂红糖饮

材料：生山楂肉 50 克，红糖适量。

用法：先将山楂用水洗净，放入锅中，加少量清水，用武火煮沸，转文火煎煮，去渣取汁，倒入杯中，放入红糖，搅匀后趁热服用。

适用于气滞血瘀型会阴痛。

（2）艾叶红花饮

材料：红花3克，生艾叶10克。

用法：将生艾叶洗净，放入杯中，加入红花，冲入开水300毫升，盖上杯盖，闷20～30分钟，徐徐服下。

适用于寒凝血瘀型会阴痛。

（3）姜枣红糖水

材料：干姜10克，红枣10克，红糖适量。

用法：将干姜、红枣分别用清水冲洗一下干姜切片，红枣去核，放入锅中加水适量，放入红糖煎煮，喝汤吃红枣。

适用于气血寒阻型会阴痛。

【尿路感染】

尿路感染是指各种病原微生物在泌尿系统生长繁殖所致的尿路急慢性炎症反应。

尿路感染临床表现差异很大，可伴有或不伴有临床症状（如尿频、尿急、尿痛，排尿困难，腰背部疼痛，脊肋角压痛，耻骨上区疼痛和发热等）。

不管是男性还是女性，尿路感染都是比较常见的，女性的尿路感染更常见。因为女性尿道相对偏短，和生殖道紧挨在一起，所以容易出现尿路感染的情况。尿路感染容易复发，其原因有：

（1）男性尿道炎治疗好后，如果有不洁的性生活或者长期大量饮酒，身体抵抗力低，尿道炎就可能复发；也可能是最初的尿道炎治疗不彻底，而导致复发。

（2）女性因为其特殊的解剖位置，导致尿道炎或膀胱炎容易反复发作。

（3）部分老年男性，如前列腺增生导致的排尿不好、尿不尽、膀胱里有残余尿，也容易造成尿路感染。

（4）老年女性因为内分泌失调，局部抵抗力下降，也会出现反复尿路感染的情况。

（5）常见的糖尿病患者，由于机体抵抗力下降，很容易造成感染，尤其是尿路的感染，通常在治愈以后，又会再反复的发生感染。

（6）如果有输尿管狭窄或者有尿路结石等诱发因素存在，也会造成反复尿路感染。尿路感染的治疗相对容易，常规用抗生素，大多数的尿路感染都可以得到有效控制。

当会阴部发生疼痛不适感，一定要及时到正规医疗机构就诊治疗，早期发现、早期治疗，预后相对较好。日常生活中要保持良好的心情，消除紧张和压力，注意饮食的调理，饮食应多样化，不可偏食，忌食生冷、辛辣刺激性食物。避风寒、防感冒。多锻炼、增强免疫力，可以减少或消除会阴部疼痛。

（刘怀清、谭　可、邓　松）

（七）　睾丸扭转

睾丸扭转是常见的阴囊急症，任何年龄段均可发生睾丸扭转，扭转早期常见的症状是疼痛。当精索因各种原因发生扭曲或扭转时，精索内的血管就会受到压迫，无法向睾丸供血，致使睾丸缺血、坏死。睾丸挽救率与扭转时间和程度密不可分，患者一旦发现睾丸疼痛应立即去医院，一经确诊，尽早行手术治疗，以提高睾丸的挽救率。

1.什么是睾丸扭转

睾丸扭转又称精索扭转，有的人一侧或两侧的睾丸系膜过长，在睾丸与精索的活动增加时，由于用力过猛或者猛烈震荡，睾丸与精索就会出现一定程度的扭转，导致睾丸血管受压阻塞，造成睾丸急性缺血、坏死，是引起急性阴囊及会阴部疼痛的常见原因。

2.什么原因引起睾丸扭转

多数与睾丸和精索的解剖畸形或发育不全有关，如睾丸鞘膜囊过分宽大、精索过长或睾丸下降不全等。外阴部的不明显外伤、剧烈运动、天气寒冷以及后天的手淫等因素使提睾肌痉挛或体位突然改变等引起睾丸过度活动，导致睾丸扭转。

有报道在睡眠中发病，这是睡眠期间因迷走神经兴奋、提睾肌随睾丸阴茎勃起而强烈收缩所致。

3.睾丸扭转的表现

任何年龄段均可发生睾丸扭转，新生儿期和青春期是发病的高峰期。睾丸扭转早期常见的症状是疼痛，开始隐隐作痛，表现为突发一侧阴囊内肿痛，后来迅速转变成持续的痛或呈阵发性加剧，常在睡眠中突然痛醒。向下腹部及腹股沟放射，继而阴囊皮肤出现充血、水肿、发热。常伴有恶心、呕吐等胃肠道症状。有的睾丸扭转患者可在睾丸上方的精索处触及绳索状痛性包块，有的出现尿频、尿急等排尿异常情况，有的出现低热，精神萎靡不振，甚至躁动不安等全身性的症状。

4.如何开展医院内治疗

发生睾丸扭转时，通常无须药物治疗，在出现症状6小时内、尽早去医院试行手法复位或手术探查复位固定术。如超过24小时去复位，多数易发生睾丸坏死、萎缩。

睾丸扭转起病6小时以内，囊内无渗液、皮肤无水肿时，睾丸扭转可试行将睾丸向外侧旋转的手法复位。早期有效的手法复位可以减轻睾丸缺血程度，睾丸功能基本不受影响。

假如手法复位不成功，要争取时间尽早手术复位，扭转后睾丸功能的恢复与手术复位时间有关，力争在出现症状6小时内完成手术。在术中，将睾丸复位，并用温热盐水纱布湿敷10～15

分钟。如睾丸血液循环恢复良好，色泽转润，应予以保留，并将睾丸、精索与阴囊内层鞘膜间断缝合固定以防术后再次扭转，反之则应切除睾丸。

也可以配合中医针刺放血小妙招治疗：

选穴：大敦，足大趾端，在我们的足大趾上面，在足大趾末节的外侧，距趾甲角 0.1 寸的位置上。中封，在足背侧，当足内踝前，商丘与解溪连线之间，胫骨前肌腱的内侧凹陷处，也就是"内踝之前一寸半陷者之中"。至阴：在小脚趾末节外侧，距离小脚趾甲约 0.1 寸。束骨，第五跖趾关节后方，赤白肉际处。涌泉，在足底的第 2、3 跖趾纹头端与足跟连线前 1/3～2/3 的交界处。

操作：这几个穴位左取右、右取左。用三棱针或梅花针点刺放血。危急关头，也可左右穴位同时点刺放血。

临床统计显示，任何年龄段均可发生睾丸扭转，要避免对睾丸的压迫和挤压，如保持正确的睡姿及坐姿、减少长时间的骑车、少穿紧身裤等；避免因剧烈运动震荡睾丸及防止外力撞击睾丸；天气寒冷时注意对会阴部保暖，预防低温诱发睾丸扭转；睾丸一旦发生疼痛，应引起重视并立即到医院进行彩超检查；睾丸发生过短暂的疼痛，但彩超检查未提示明确睾丸扭转，也应继续随访观察（新生儿期和青春期是发病的高峰期，部分患儿发生过睾丸扭转但可自行恢复，此类患儿再次发生扭转的可能性相对较大）；家长应加强对睾丸扭转的科普知识，有意识将睾丸扭转的严重性，时常与孩子进行宣教及沟通，尤其对于处在青春期可能羞于开口的孩子尤为重要；有隐睾的婴幼儿，应及早去医院诊治。

5.如何预防睾丸扭转

睾丸扭转的主要病因是睾丸和精索的先天畸形以及后天的手淫、剧烈运动，纵欲过度等因素所致。

在运动或劳动时注意保护阴囊，避免外伤。冬天注意裤裆部保暖，避免温度过低引起提睾肌痉挛，进而诱发睾丸扭转。睡觉姿势正确，应避免压迫睾丸，导致睾丸扭转。适当控制性生活，过度的性生活可诱发患者的睾丸发生严重的痉挛，导致患者再次发生睾丸扭转。

　　还需要保持良好的情绪。患者注意个人卫生，穿透气性好的紧身内裤，增强身体素质，定期开窗通风，养成健康的生活习惯。

　　如果进行手术后，需卧床一周，抬高阴囊，下床时注意保护阴囊局部。术后的 1 个月内，不能进行剧烈的运动，以免造成水肿。饮食方面无特殊要求，宜摄入营养丰富、均衡、高蛋白、低盐饮食，易消化饮食，不宜吃动物内脏等含雄性激素的食物，忌吃具有刺激性食物，才有利于术后机体恢复和手术切口的恢复。

（刘怀清、文　洪）

52检